林博士

中医记忆法·"太极法"记中药

主　编　林　海

副主编　任晋婷

编　委　黄雪琪　杨勇强

　　　　张鸿婷　黄雅妮

绘　图　宋燕珍

人民卫生出版社

·北　京·

版权所有，侵权必究！

图书在版编目（CIP）数据

林博士中医记忆法："太极法"记中药 / 林海主编 .
北京 : 人民卫生出版社，2025. 1. -- ISBN 978-7-117
-37570-2

Ⅰ. R282

中国国家版本馆 CIP 数据核字第 20252RR843 号

人卫智网	www.ipmph.com	医学教育、学术、考试、健康，购书智慧智能综合服务平台
人卫官网	www.pmph.com	人卫官方资讯发布平台

林博士中医记忆法·"太极法"记中药
Lin Boshi Zhongyi Jiyi Fa·"Taiji Fa" Ji Zhongyao

主　　编：林　海
出版发行：人民卫生出版社（中继线 010-59780011）
地　　址：北京市朝阳区潘家园南里 19 号
邮　　编：100021
E - mail：pmph @ pmph.com
购书热线：010-59787592　010-59787584　010-65264830
印　　刷：北京印刷集团有限责任公司
经　　销：新华书店
开　　本：850 × 1168　1/32　印张：9
字　　数：233 千字
版　　次：2025 年 1 月第 1 版
印　　次：2025 年 4 月第 1 次印刷
标准书号：ISBN 978-7-117-37570-2
定　　价：59.00 元

打击盗版举报电话：010-59787491　E-mail：WQ @ pmph.com
质量问题联系电话：010-59787234　E-mail：zhiliang @ pmph.com
数字融合服务电话：4001118166　E-mail：zengzhi @ pmph.com

自 序

　　1990年，我考入黑龙江中医药大学开始学习中医，从一开始对中医一无所知，到逐渐了解、熟悉，发现学习中医除了要"明白"之外，更重要的是要"记住"。中医药的内容纷杂，学明白不易，要记住更难。在学习"中药学"的过程中，我先后五六次将每一味中药的内容总结出来，写成小字，总结到三至四张大纸上，然后拿着大纸去背，这个方法在考试前很有效，但是考完试后便很快就忘了，下次再考，仍然不会。

　　这个方法不行，我就换一个方法来记。我选择了"歌诀法"，开始背《中药四百味》《药性赋》。两相比较，感觉《药性赋》更加简便实用。于是以背诵《药性赋》为课余的主要自学科目。我是个很执着的人，经过长时间的努力，整个《药性赋》(包括寒、热、温、平四赋)，我通通都能背下来了，而且天天背诵，逐渐熟练，用于临床，颇为有效，心中窃喜。

　　但是过了一阵之后，因不能每天都耽误时间来重复背诵，而且《药性赋》不似普通诗词，虽然每两句都是对仗严谨的，但两句与两句之间并无关联，故又逐渐遗忘，渐至只能记住最初的几句，而其余药性均已忘记。费了这么大的劲，好不容易才记住的，却随着时间的流逝，几乎全忘了，这让我非常心痛。但痛定思痛，我发现周围的同学也有背《药性赋》的，但最后却无一能记住不忘，无一成功。这充分说明这个方法是不可行的，我只好放弃了这条路。

　　大学五年，工作四年，之后考取了黑龙江中医药大学的硕士研究生。在研究生课程中，又再次学习了中药学，这次我幸运地遇到了刘树民老师。刘老师讲"中药学"课程时,十分潇洒,能将每一味中药的每一个疗效都一一列出。他讲课时不带任何书本讲义,全凭记忆,从头讲到尾。如此博闻强记,让我十分敬佩。但是我也知道,他能做到这一点,一定有他特殊的方法。于是我去向刘老师请教,刘老师工作很忙,便告诉我去看他出版的专著。我购买了他的专著,认真研读了一番。很可惜,竟未能领悟其中真意。"中药学"课程就像一座坚固的碉堡,始终未能全部攻克,只好暂时放在一边。

这一放下就是十余年,我硕士、博士毕业后,从事中医临床工作,头脑中却从未放弃要背下"中药学"的想法,一直在琢磨解决的办法。2010年左右,我突然想到,每个中药真正能让人想到的,只有它的名称。可以将中药的名称作为出发点,并与其治疗作用相结合。每两个字表示一个疗效,这两个字中有一个是药名中的字,而另一个则是它的疗效。再将其数个疗效总结成一句话,就可以通过药名记住这句话,通过这句话记住其疗效。我用了一年多的时间总结出了所有中药的记忆口诀,自己试着背了一下,终于背下了"中药学"中所有中药的疗效。

在历经20多年的努力后,我终于解决了这一难题。我将这一方法命名为"'太极法'记中药"。因为太极是在无极混沌的状态下产生的"一点元阳",道家修行就是从它开始。而中药的药名就是联系到并且牵引出其疗效的原点,恰似太极,故名"太极法"。这个方法具有容易记住、不易忘掉、不用背大段歌诀的优点,能为学者节省大量的时间和精力,达到更好的效果。我又想:如果把中药的记忆口诀画成图画,方便记忆,岂不更好?可惜不认识绘图的人,未能实现。

随着年龄的增长,见到越来越多的人想学好"中药学"都不得其法,徒费光阴。希望将我的经验公诸于世,以利后学。但个人精力有限,所幸有两个学生任晋婷和杨勇强自愿跟我学习中医。小任聪颖勤快,将所有中药内容用键盘敲出来,并进行优化、升华；小杨又介绍了他的朋友，帮助画了图，是书终于大功告成。

我将本书交给人民卫生出版社联系出版后，与陈编辑进行了交流。他指出我所总结的内容都是"五版教材"（上海科技出版社）的内容。现在的《中药学》教材已经有了很多改变和进步。于是我又按照人民卫生出版社最新高等中医药院校教材《中药学》，将所有药物的疗效一一校对、更改。此项工作于2023 年 12 月完成。

希望这本书能够让学习"中药学"的人掌握捷径，快速记住药效，而且经久不忘。我还总结了传统歌诀法记针灸、"阴阳法"记方剂、"五行法"记中医内科等内容，也将陆续出版。希望我的努力，能够为中医药学的推广起到一定的作用。

本书的出版得到了沈承玲女士的大力协助，在此谨致谢意。

林海
2023 年 12 月 10 日

说　明

1. 每一种药物都有其所属药物类型的共性作用,所以共性作用就不在药效口诀中再次重复。收涩药、外用药没有共性,除外。请注意在使用时需要将共性作用加上。

2. 学习者最好记住每章开始所写的本类药所含药物的歌诀。这个歌诀在临床上是非常实用的。

3. 记忆法中每两个字表示一个治疗作用,即用除去本药物名称谐音之外的另一个字表示其治疗的一个疾病。这时一个字为药物名称中一个字的谐音,另一个字为药物能够治疗的疾病病名谐音,后者不能有音调的改变,以防混淆。少数药物也用两个字一起表示其治疗作用。

请注意因为药物的一个疗效往往能够治疗很多疾病,为了能够更加准确地表明药物的治疗作用,所用的表示疗效的字是所治疾病的病名谐音。例如:行气药均有疏肝行气的疗效,但有的药物偏于疏肝解郁治疗两胁胀痛,有的善于调经止痛治疗痛经,有的偏于治疗肝胃不和导致的胃脘疼痛,有的善于治疗乳房结块胀痛,有的善于行气止痛治疗疝气。所以不能用“疏肝行气”来表示药物的疗效,而要用所治疗的疾病名称来表示。

4. 大体上,药物按照每一章药物名称四字歌诀排序,仅少数章节按照最新版《中药学》中的顺序排列。

5. 记忆法的第一个字必须是药物名称的一个字。

6. 病名的简写是:

消渴用“消”字;

痹证用“痹”字;

潮热用"潮"字；

痉挛用"痉（去声）"字；

瘙痒用"痒"字；

月经病用"月"字；

便秘用"秘"字；

心悸用"悸"字；

阳痿用"阳"字；

胸痹胸痛用"胸"字；

头痛用"头"字；

目赤用"目"字；

耳鸣耳聋用"耳"字；

脱垂用"垂"字；

尿频用"尿"（音suī）字代表；

癃闭用"癃"代表；

淋痛用"淋"字代表。

怀孕用"孕"字；

胎动用"胎"字；

外伤用"伤"字；

乳痈用"乳"字；

疳积、食积用"积"字；

肝痛用"肝"字；

高血压用"高（或压）"字；

遗精、滑精用"滑（或遗）"字；

7. 外用药用一个"外"字加一个字代表治疗作用。炭剂用一个"炭"字加一个字表示治疗作用。既能内服又能外用，不特殊标识。煅用药物的用"煅"字。

8. 每一章的一级歌诀为药名，二级歌诀由一级歌诀每一句的字头组成。

9. 本书为个人经验总结，难免存在诸多疏漏和不足，在此诚挚地希望读者批评指正。

目 录

❸ 第十九章　收涩药 ·············· 234

第一章

解 表 药

第一节 发散风寒药

共有治疗作用：均治疗外感发热、风寒表证，症见恶寒重，发热轻，头痛、身痛，无汗或有汗，脉浮等。

（教材所含药物歌诀可以参考：麻桂紫荆芥，藁薷防芷姜，苍耳荽柽柳，辛夷葱白羌。）

麻黄

【功效】 发汗,平喘,利水。

【应用】 ①外感风寒,恶寒发热,头身疼痛,鼻塞,无汗,脉浮紧等表实证;②风寒外束,肺气壅遏所致的喘咳证;③水肿而兼有表证;④风湿痹痛;⑤阴疽、痰核等。

【用法用量】 2~10g。宜先煎。解表生用,平喘炙用或生用。

【记忆口诀】 马喘马肿,马驹慌避。

【口诀释义】 马(麻)喘(喘咳)马(麻)肿(水肿),马(麻)驹(阴疽、痰核)慌(黄)避(风湿痹痛)。

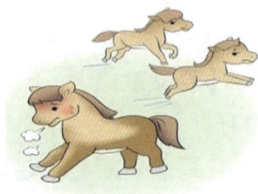

【释义联想】 碰到一匹病马,又喘又肿,其他的马驹慌忙躲避开。

【联想记忆图】

桂枝

【功效】 发汗解表,温经通阳。

【应用】 ①外感风寒,头痛、发热、恶寒等症;②风寒湿痹,肩背肢节酸痛;③痰饮、水肿;④胸痹,胸痛,心悸,脉结代;⑤经寒瘀滞,闭经,痛经及癥瘕。

【用法用量】 3~10g。

【记忆口诀】 跪肿的凶鬼,为越轨出纸币。

【口诀释义】 跪(桂)肿(水肿)的凶(胸痹、胸痛)鬼(桂),为越(月经病)轨(桂)出纸(枝)币(风寒湿痹)。

【释义联想】 一个凶鬼一样的人,因为越轨受到惩罚,不但跪肿了,而且还被罚款出纸币。

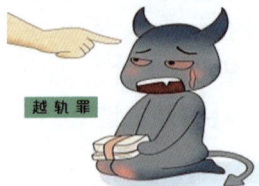

越轨罪

【联想记忆图】

紫苏叶

【功效】发表散寒,行气宽中,解鱼蟹毒。

【应用】①感冒风寒,发热恶寒,头痛鼻塞,兼见咳嗽或胸闷不舒者;②脾胃气滞,胸闷、呕吐之症;妊娠呕吐,胸腹满闷;③进食鱼蟹而引起的腹痛、吐泻。

【用法用量】5~10g。不宜久煎。

【记忆口诀】紫鱼吐籽。

【口诀释义】紫(紫)鱼(鱼蟹毒)吐(呕吐)籽(紫)。

【释义联想】一条紫色的鱼在吐鱼籽。

【联想记忆图】

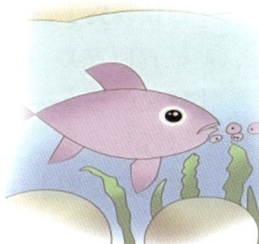

荆芥

【功效】祛风解表,止血。

【应用】①外感风寒,头痛、发热恶寒、无汗等症;②风疹瘙痒或麻疹透发不畅;③疮疡初起有表证者;④荆芥炭有止血作用,可用于衄血、便血、崩漏等症。

【用法用量】5~10g。不宜久煎。止血须炒炭用。

【记忆口诀】精诊疥疮叹雪天。

【口诀释义】精(荆)诊(风疹)疥(芥)疮(疮疡)叹(炭剂)雪(出血)天。

【释义联想】有个病人患了疥疮,医生为了精确地诊断,想去查看病人,但是可叹大雪天难以往诊。

【联想记忆图】

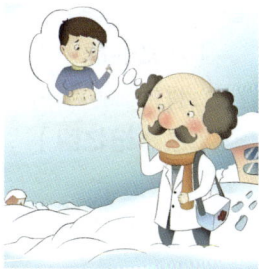

3

藁本

【功效】发表散寒,祛风胜湿,止痛。

【应用】①外感风寒所致的头痛、颠顶剧痛、痛连齿颊及偏头痛等症;②风寒湿邪所致的痹痛、肢节痛等症。

【用法用量】3~10g。

【记忆口诀】镐头必高。

【口诀释义】镐(藁)头(头痛)必(痹证)高(藁)。

【释义联想】实用的镐头必须很高才好用。

【联想记忆图】

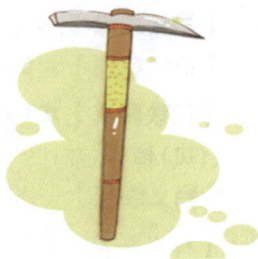

香薷

【功效】发汗解表,和中化湿,利水消肿。

【应用】①夏季乘凉、饮冷或外感风寒、暑湿,而致发热、恶寒、头痛、无汗及腹痛、吐泻等症;②水肿、小便不利等症。

【用法用量】3~10g。利水退肿须浓煎。

【记忆口诀】想吐香水。

【口诀释义】想(香)吐(吐泻)香(香)水(水肿)。

【释义联想】不小心喝了香水之后,想把香水吐出来。

【联想记忆图】

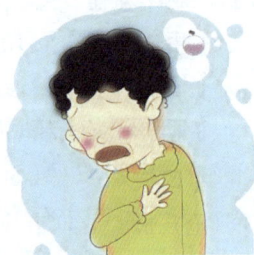

防风

【**功效**】祛风解表,胜湿,止痛,解痉。

【**应用**】①外感风寒所致的头痛、身痛、恶寒等症;②风寒湿痹,关节疼痛、四肢挛急等症;③破伤风角弓反张、牙关紧闭、抽搐痉挛等症;④风疹瘙痒。

【**用法用量**】5~10g,入煎剂、酒剂或丸散用。

【**记忆口诀**】房壁挂风镜防风疹。

【**口诀释义**】房(防)壁(痹证)挂风(风)镜(痉挛)防风(风)疹(风疹瘙痒)。

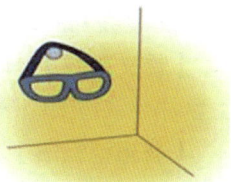

【**释义联想**】房屋的墙壁上挂着一个风镜用来防止风疹。

【**联想记忆图**】

白芷

【**功效**】解表,祛风燥湿,消肿排脓,止痛。

【**应用**】①外感风寒,头痛、鼻塞、鼻衄、鼻渊、牙痛;②阳明经头痛、眉棱骨痛、头风痛、齿痛;③疮疡肿痛;④寒湿带下;⑤皮肤风湿瘙痒。

【**用法用量**】3~10g。

【**记忆口诀**】白头患白带和白疮而止痒止鼻塞。

【**口诀释义**】白(白)头(头痛)患白(白)带(带下)和白(白)疮(疮疡肿痛)而止(芷)痒(瘙痒)止(芷)鼻塞(鼻塞)。

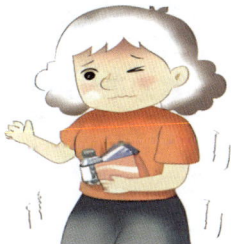

【**释义联想**】一个白头发的妇女,患上白带和白疮病,在医院开药后皮肤瘙痒和鼻塞停止。

【**联想记忆图**】

生姜

【功效】发汗解表,温中止呕,温肺止咳。

【应用】①外感风寒,恶寒发热、头痛、鼻塞等症;②胃寒呕吐;③风寒客肺的咳嗽;④解半夏、南星、鱼蟹之毒。

【用法用量】3~10g,煎服或捣汁冲服。

【记忆口诀】生鱼片导致将咳将呕。

【口诀释义】生(生)鱼(鱼蟹之毒)片导致将(姜)咳(咳嗽)将(姜)呕(呕吐)。

【释义联想】患者吃了不卫生的生鱼片导致将要咳嗽、呕吐。

【联想记忆图】

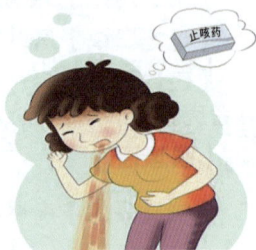

苍耳子

【功效】通鼻窍,祛风湿,止痛。

【应用】①风寒头痛;②鼻塞流涕、鼻衄、鼻渊、头痛、不闻香臭、时流浊涕等症;③风疹瘙痒、风湿痹痛、四肢拘挛等症。

【用法用量】3~10g,煎服,或入丸散。有小毒。

【记忆口诀】舱壁有耳鼻易感染疹子。

【口诀释义】舱(苍)壁(痹证)有耳(耳)鼻(鼻塞)易感染疹(风疹瘙痒)子(子)。

【释义联想】船舱的隔壁有人偷听,把耳鼻趴在了墙壁上,但容易感染疹子。

【联想记忆图】

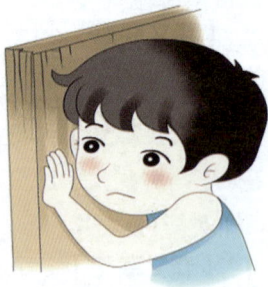

胡荽【别名:芫荽】

【功效】发汗透疹;胃寒食滞。

【应用】麻疹初期,透出不畅。

【用法用量】3~6g。外用适量。

【记忆口诀】虎枕随至。

【口诀释义】虎(胡)枕(麻疹)随(荽)至(胃寒食滞)。

【释义联想】订购的小孩睡的小老虎样式的枕头,随后就送到了。

【联想记忆图】

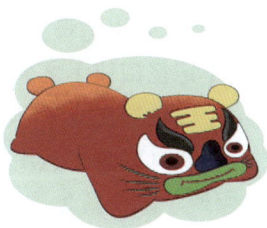

柽柳

【功效】发汗透疹。

【应用】①麻疹初期,透发不畅,或风寒外束,疹毒内陷之症;②风疹身痒;③风湿痹证。

【用法用量】3~10g。外用适量。

【记忆口诀】成疹是流弊。

【口诀释义】成(柽)疹(麻疹)是流(柳)弊(痹证)。

【释义联想】小孩之间正流行的弊病是麻疹。

【联想记忆图】

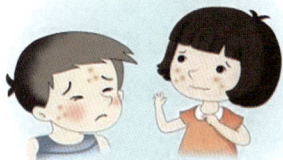

辛夷【别名:木笔花】

【功效】散风寒,通鼻窍。

【应用】①外感风寒,头痛鼻塞;②鼻渊头痛、鼻塞、香臭不闻、浊涕常流等症。

【用法用量】3~10g。本品有毛,刺激咽喉,内服时,宜用纱布包煎。外用适量。

【记忆口诀】新鼻子。

【口诀释义】新(辛)鼻(鼻塞)子。

【释义联想】应用辛夷治疗之后,就像换了一个新鼻子一样。

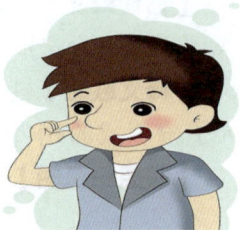

【联想记忆图】

葱白

【功效】发汗解表,散寒通阳,解毒散结。

【应用】①感冒风寒轻证;②阴寒内盛,格阳于外,症见腹泻、厥冷、脉微者;③乳汁郁积不下,乳房胀痛;④外用于疮痈疔毒。

【用法用量】3~10g。外用适量。

【记忆口诀】葱冷出乳白色外疮。

【口诀释义】葱(葱)冷(腹冷痛)出乳(乳汁郁积不下,乳房胀痛)白(白)色外(外用治疗)疮(疮痈疔毒)。

【释义联想】冬储大葱在天气变冷后容易在外面出乳白色的疮。

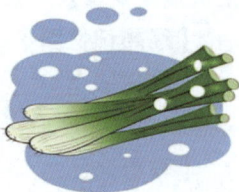

【联想记忆图】

羌活

【**功效**】解表散寒,祛风胜湿,止痛。

【**应用**】①外感风寒,恶寒发热、头痛身痛等症;②风寒湿邪侵袭所致的肢节疼痛、肩背酸痛,尤以上半身疼痛更为适用。

【**用法用量**】3~10g。

【**记忆口诀**】枪毙。

【**口诀释义**】枪(羌)毙(痹证)。

【**释义联想**】枪一活动就要枪毙犯人了。

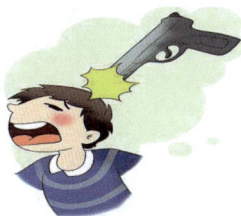

【**联想记忆图**】

细辛

【**功效**】祛风,散寒止痛,温肺化饮,宣通鼻窍。

【**应用**】①头痛、牙痛、痹痛;②外感风寒表证;③寒饮伏肺,咳嗽气喘、痰多清稀者;④鼻渊,见鼻塞头痛,时流清涕;⑤口舌生疮。

【**用法用量**】1~3g,外用适量,可研末吹鼻或外敷。气虚多汗、阴虚阳亢头痛、阴虚肺热咳嗽等忌用;反藜芦。

【**记忆口诀**】细感鼻息喘息心痛。

【**口诀释义**】细(细)感(风寒外感)鼻(鼻渊)息(细)喘(寒饮伏肺咳嗽气喘)息(细)心(辛)痛(头痛牙痛痹痛)。

【**释义联想**】仔细地感受患者的鼻息和喘息,判断他是否心痛。

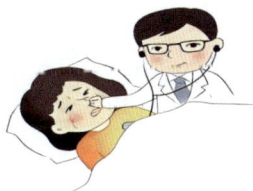

【**联想记忆图**】

第二节　发散风热药

均治疗风热感冒。

（教材所含药物歌诀可以参考：薄牛桑蝉菊蔓荆，豉葛柴浮贼麻升。）

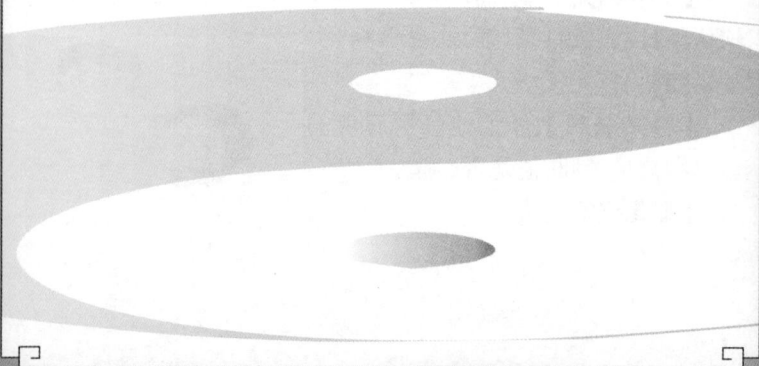

薄荷

【**功效**】疏散风热,清利头目,利咽,透疹。

【**应用**】①外感风热及温病初起,头痛、发热、微恶寒者;②风热上攻所致的头痛、目赤诸症;③麻疹初期,或风热外束肌表而疹发不畅;④肝气郁滞,胸闷、胁肋胀痛之症。

【**用法用量**】3~6g。不宜久煎。

【**记忆口诀**】薄暮下帛枕绣和谐。

【**口诀释义**】薄(薄)暮(头痛目赤)下帛(薄)枕(麻疹)绣和(荷)谐(胁痛)。

【**释义联想**】傍晚的薄暮下,在锦帛作的枕头上绣上"和谐"两个字。

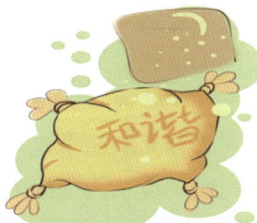

【**联想记忆图**】

牛蒡子【别名:鼠黏子、大力子、恶实】

【**功效**】疏散风热,解毒透疹,利咽散肿。

【**应用**】①外感风热,咳嗽咯痰不利及咽喉肿痛等症;②麻疹初期,疹出不畅及风热发疹等症;③热毒疮肿及痄腮等症。

【**用法用量**】6~12g,煎服或入散剂。

【**记忆口诀**】牛疹为棒疮。

【**口诀释义**】牛(牛)疹(麻疹)为棒(蒡)疮(疮肿)。

【**释义联想**】牛身上的疹子实际上是被棒打之后留下的疮。

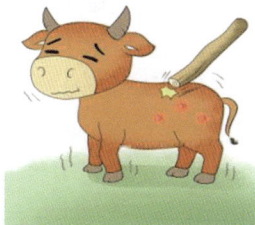

【**联想记忆图**】

桑叶

【功效】疏风清热,清肝明目。

【应用】①外感风热,发热、头昏头痛、咳嗽及咽喉肿痛等症;②肺热燥咳;③肝经实热或风热所致的目赤、涩痛、多泪等症;④血热吐血之轻症。

【用法用量】5~10g,煎服或入丸散。外用煎水洗眼。

【记忆口诀】桑木积夜雪成夜壳。

【口诀释义】桑(桑)木(目赤)积夜(叶)雪(吐血)成夜(叶)壳(肺热燥咳)。

【释义联想】夜里下雪,桑木上积了雪,成了夜里的一处硬壳。

【联想记忆图】

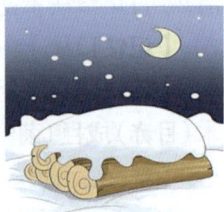

蝉蜕【别名:蝉衣、蝉退】

【功效】疏风热,透疹,明目退翳,息风止痉。

【应用】①外感风热及温病初期,发热、头痛等症;②麻疹初期,疹出不畅;③肝经风热,目赤、目翳、多泪等症;④肝经风热,小儿惊哭夜啼及破伤风。

【用法用量】3~6g,煎服或作丸散。

【记忆口诀】缠颈退牧才退疹。

【口诀释义】缠(蝉)颈(痉挛)退(蜕)牧(目赤)才退(蜕)疹(麻疹)。

【释义联想】牧人患麻疹,为了保暖用围巾缠于颈上,并且辞退了放牧的工作来休息,麻疹方退。

【联想记忆图】

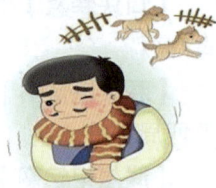

菊花

【功效】疏风清热,解毒,明目。

【应用】①外感风热及温病初起,发热、头昏头痛等症;②肝经风热或肝火上攻所致的目赤肿痛;③肝风头痛及肝阳上亢头痛、眩晕等症;④疮痈肿毒。

【用法用量】5~10g,煎服或入丸散。外感风热多用黄菊花,清热明目平肝多用白菊花。

【记忆口诀】巨头举木成巨疮。

【口诀释义】巨(菊)头(头痛)举(菊)木(目赤)成巨(菊)疮(疮痈肿毒)。

【释义联想】商业巨头练习举木头,结果受伤成为巨大的疮毒。

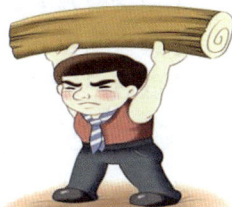

【联想记忆图】

蔓荆子

【功效】疏散风热,清利头目。

【应用】①外感风热所致的头昏头痛及偏头痛等症;②风热上扰所致的目昏或目赤肿痛、多泪等症;③风湿痹痛,肢体拘急之症。

【用法用量】5~10g,煎服或浸酒,并入丸散用。

【记忆口诀】满目井壁。

【口诀释义】满(蔓)目(目赤)井(荆)壁(痹证)。

【释义联想】人掉到井里,满眼一看四周都是井壁。

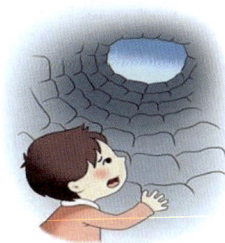

【联想记忆图】

13

淡豆豉

【功效】解表,除烦。

【应用】①外感风寒或风热的发热、恶风寒、头痛等症;②热病胸中烦闷、不眠等症。

【用法用量】6~12g。

【记忆口诀】胆矾。

【口诀释义】胆(淡)矾(烦闷)。

【释义联想】豆豉长绿毛,好像胆矾。

【联想记忆图】

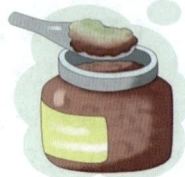

葛根

【功效】发表解肌,升阳透疹,解热生津。

【应用】①外感发热,头痛、无汗、项背强痛等症;②麻疹初起,发热、恶寒、疹出不畅症;③湿热泻痢及脾虚腹泻等症;④热病烦渴及消渴;⑤眩晕头痛,中风偏瘫,胸痹心痛,近代用于治疗高血压、冠心病、心绞痛等;⑥酒毒伤中。

【用法用量】10~15g,煎服或入丸散。止泻宜煨用。

【记忆口诀】个高跟诊,跟久了就跟渴了跟泻了。

【口诀释义】个(葛)高(高血压)跟(根)诊(疹),跟(根)久(酒毒)了就跟(根)渴(烦渴)了、跟(根)泻(泻痢)了。

【释义联想】一个个子很高的人跟着老师出诊,跟久了就累了,跟得又渴又泻。

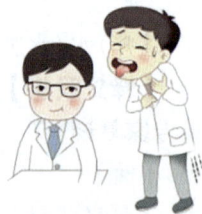

【联想记忆图】

柴胡

【功效】和解退热,疏肝解郁,升举阳气。

【应用】①伤寒邪在少阳,寒热往来、胸胁苦满、口苦、咽干、目眩等症;②肝气郁结,胁肋胀痛,或头痛,月经不调、痛经等症;③气虚下陷所致的脱肛、子宫脱垂以及短气、倦乏等症。

【用法用量】3~10g。

【记忆口诀】拆鞋互捶。

【口诀释义】拆(柴)鞋(胁痛)互(胡)捶(脱垂)。

【释义联想】拆下鞋来互相捶打。

【联想记忆图】

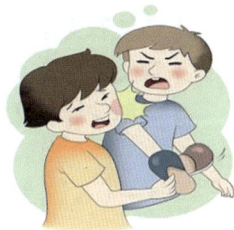

浮萍草

【功效】发汗解表,透疹,祛风止痒,利水消肿。

【应用】①外感风热,发热无汗等症;②麻疹透发不畅;③风热瘾疹,皮肤瘙痒;④水肿而兼表证。

【用法用量】3~9g。散剂每次 1~2g。外用适量。

【记忆口诀】复诊瓶养水草。

【口诀释义】复(浮)诊(麻疹)瓶(萍)养(瘙痒)水(水肿)草(草)。

【释义联想】瓶里养的水草减少了,请专家复诊。

【联想记忆图】

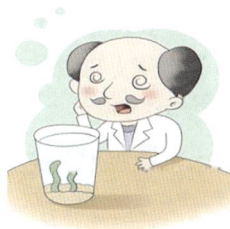

木贼

【功效】疏散风热,明目退翳,止血。

【应用】①本品较少用于一般风热表证;②主要用于外感风热所致的目赤多泪,有明目退翳之效。

【用法用量】3~9g。

【记忆口诀】暮赤。

【口诀释义】暮(木)赤(目赤多泪)。

【释义联想】暮色下天空红赤。

【联想记忆图】

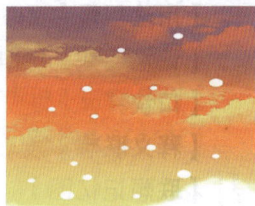

升麻

【功效】发表透疹,清热解毒,升阳举陷。

【应用】①外感风热所致的头痛,以及麻疹初期,疹发不畅诸症;②热毒所致的多种病症;③中气虚弱或气虚下陷的短气、倦乏、久泻脱肛、子宫下垂,以及气虚不能摄血的崩漏不止等。

【用法用量】3~10g,升举阳气多用炙升麻。

【记忆口诀】生疮生疹让妈捶。

【口诀释义】生(升)疮(疮痈肿毒)生(升)疹(麻疹)让妈(麻)捶(脱垂)。

【释义联想】小孩生疮生疹了,让妈妈按摩捶打。

【联想记忆图】

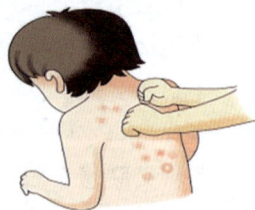

谷精草

【功效】疏散风热,明目退翳。

【应用】①肝经风热,目赤肿痛、羞明多泪及目生翳膜;②风热头痛。

【用法用量】5~10g。

【记忆口诀】古墓。

【口诀释义】古(谷)墓(目赤)。

【释义联想】发现古墓。

【联想记忆图】

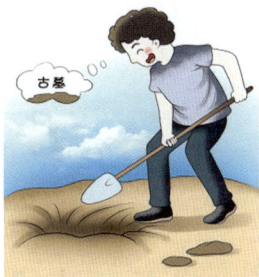

第二章

清 热 药

血虚火毒燥：

血（清热凉血药）虚（清虚热药）火（清热泻火药）毒（清热解毒药）燥（清热燥湿药）

第一节　清热泻火药

均治气分实热，适用于急性热病具有高热、汗出、烦渴、谵语、发狂、小便短赤、舌苔黄燥、脉象洪实等证候。

（教材所含药物歌诀可以参考：膏知芦花竹栀夏，寒水青鸭谷蒙花。）

石膏

【功效】清热泻火，除烦止渴。

【应用】①温病邪在气分，壮热、烦渴、脉洪大等症；②肺热咳嗽、痰稠、发热、气喘等症；③胃火头痛、牙龈肿痛；④煅末外用于疮疡溃而不敛、湿疹、水火烫伤等。

【用法用量】15~60g。内服宜生用，入汤剂宜打碎先煎。外用需经火煅研末。

【记忆口诀】石头的石壳有视窗。

【口诀释义】石（石）头（头痛）的石（石）壳（咳嗽）有视（石）窗（疮疡）。

【释义联想】地道战时在大石头的壳上开了个小窗作为视窗。

【联想记忆图】

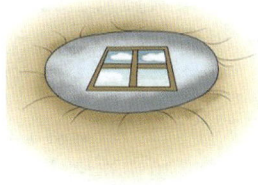

知母

【功效】清热泻火，滋阴润燥。

【应用】①温热病，邪热亢盛、壮热、烦渴、脉洪大等肺胃实热证；②肺热咳嗽或阴虚燥咳、痰稠等症；③阴虚火旺、肺肾阴亏所致的骨蒸潮热、盗汗、心烦等症；④阴虚消渴，症见口渴、饮多、尿多者；⑤肠燥便秘。

【用法用量】6~12g。

【记忆口诀】治咳只消治潮治秘。

【口诀释义】治（知）咳（咳嗽）只（知）消（消渴）治（知）潮（潮热盗汗）治（知）秘（便秘）。

【释义联想】治疗咳嗽只需要治好潮热盗汗和便秘就可以了。

【联想记忆图】

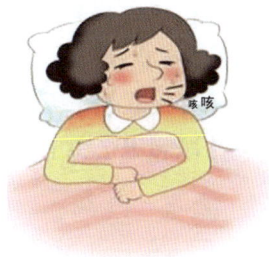

芦根

【功效】清热生津,止呕,除烦。

【应用】①热病伤津,烦热口渴,或舌燥少津之症;②胃热呕逆;③肺热咳嗽,痰稠、口干,及外感风热的咳嗽;④小便短赤、热淋涩痛。

【用法用量】15~30g。鲜品可用加倍或更高剂量。鲜品可捣汁服。

【记忆口诀】鹿渴鹿淋用芦壳藕根。

【口诀释义】鹿(芦)渴(津伤口渴)鹿(芦)淋(淋痛)用芦(芦)壳(咳嗽)藕(呕逆)根(根)。

【释义联想】梅花鹿又口渴又有淋痛,用芦苇的壳和藕根治疗。

【联想记忆图】

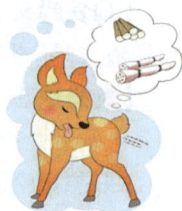

天花粉

【功效】清热生津,消肿排脓。

【应用】①热病热邪伤津,口干舌燥、烦渴,以及消渴证口渴多饮;②肺热咳嗽或燥咳痰稠,以及咳血等症;③痈肿疮疡,热毒炽盛,赤肿焮痛之症。

【用法用量】10~15g,煎服或入丸散。外用研末,水或醋调敷。

【记忆口诀】天窗有花壳。

【口诀释义】天(天)窗(疮痈肿毒)有花(花)壳(咳嗽)。

【释义联想】天窗上有雕花的木壳。

【联想记忆图】

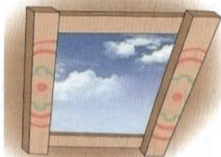

淡竹叶

【功效】清热除烦，生津，利尿。

【应用】①热病烦热口渴；②心火上炎，口舌生疮及小儿惊热诸症；③热淋及心火移热于小肠所致的小便淋痛。

【用法用量】6~10g。

【记忆口诀】猪渴猪淋因猪疮。

【口诀释义】猪(竹)渴(口渴)猪(竹)淋(淋痛)因猪(竹)疮(口疮)。

【释义联想】猪又渴又淋痛是因为它长了疮。

【联想记忆图】

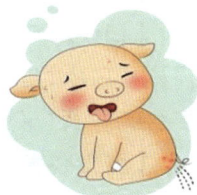

栀子【别名：越桃，山栀】

【功效】泻火除烦，清热利湿，凉血解毒。

【应用】①热病心烦、郁闷、躁扰不宁；②肝胆湿热郁结所致黄疸、发热；③淋证涩痛，小便短赤等症；④血热妄行的吐血、衄血、尿血等；⑤火毒疮疡，目赤肿痛；⑥外敷治疗外伤性肿痛、疖肿。

【用法用量】6~10g。外用适量。

【记忆口诀】治黄治淋治疮用紫雪而外肿。

【口诀释义】治(栀)黄(黄疸)治(栀)淋(淋证)治(栀)疮(火毒疮疡)用紫(子)雪(出血)而外肿(外用治肿痛)。

【释义联想】治疗黄疸、淋证、疮疡用紫雪丹而导致外表肿胀。

【联想记忆图】

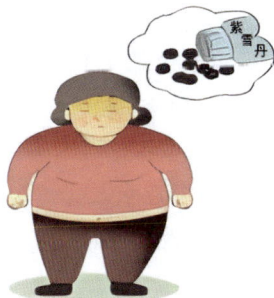

夏枯草

【功效】清肝火,散郁结,降血压。

【应用】①肝火上炎,目赤肿痛、目珠疼痛、羞明流泪、头痛、眩晕等症;②痰火郁结所致的瘰疬、瘿瘤;③痈肿;④高血压病属肝热、阳亢之证者。

【用法用量】9~15g,煎服或熬膏服。

【记忆口诀】夏窗前枯木枯高伴裸草。

【口诀释义】夏(夏)窗(疮痈肿毒)前枯(枯)木(目赤)枯(枯)高(高血压)伴裸(瘰疬)草(草)。

【释义联想】夏天窗前的枯木又枯又高,旁边伴有裸露的蒿草。

【联想记忆图】

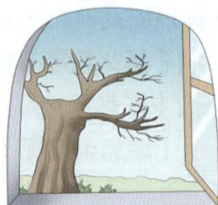

寒水石

【功效】清热泻火。

【应用】①温热病邪在气分,烦渴、脉洪大之症;②研末外用于风热火眼、咽喉肿痛、口舌生疮、烧烫伤;③小便不利,热淋尿闭。

【用法用量】10~15g。外用适量。

【记忆口诀】寒窗淋水。

【口诀释义】寒(寒)窗(疮痈肿毒)淋(热淋)水(水)。

【释义联想】十年寒窗苦读疲劳时就往脸上淋点水。

【联想记忆图】

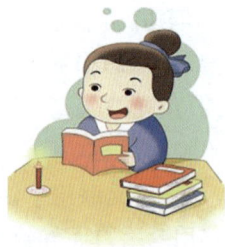

青葙子

【功效】清泄肝火,明目,退翳。

【应用】①肝火上炎,目赤肿痛、目生翳膜、视物昏暗等症;②高血压病属于肝阳上亢之证。

【用法用量】9~15g。

【记忆口诀】倾慕清高。

【口诀释义】倾(青)慕(目赤)清(青)高(高血压)。

【释义联想】倾慕品德清高的人。

【联想记忆图】

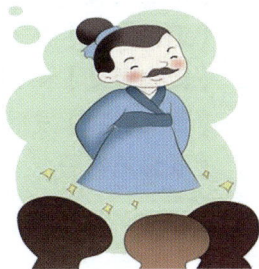

鸭跖草

【功效】清热,解毒,利尿。

【应用】①热病发热;②热淋小便短赤或水肿而有热者;③咽喉肿痛、痈肿疮毒或毒蛇咬伤等症。

【用法用量】15~30g。鲜品 30~60g。外用适量。

【记忆口诀】鸭舌治淋治疮。

【口诀释义】鸭(鸭)舌(毒蛇咬伤)治(跖)淋(热淋)治(跖)疮(疮痈肿毒)。

【释义联想】用鸭舌来治疗淋痛和疮疡。

【联想记忆图】

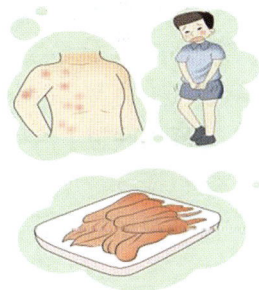

密蒙花

【功效】清肝,明目,退翳。

【应用】肝热目赤肿痛、羞明、多眵多泪及目昏生翳等症。

【用法用量】3~9g。

【记忆口诀】秘墓。

【口诀释义】秘(密)墓(目赤)。

【释义联想】发现一个秘密的墓。

【联想记忆图】

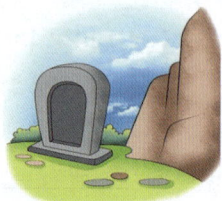

决明子

【功效】清肝明目,润肠通便。

【应用】①肝热或肝经风热所致的目赤肿痛、羞明多泪等症;②热结便秘或肠燥便秘;③肝阳上亢或肝火上扰导致的头痛、眩晕。

【用法用量】9~15g。

【记忆口诀】治厥痛的绝密是明目。

【口诀释义】治厥(决)痛(肝阳上亢或肝火上扰导致的头痛、眩晕)的绝(决)密(便秘)是明(明)目(目赤)。

【释义联想】治疗厥痛的绝密是需要明目。

【联想记忆图】

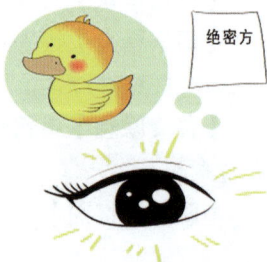

第二节　清热燥湿药

治湿热腹泻、黄疸（目窍黄）、热淋、带下。（四窍证：前阴、后阴、女阴、眼窍）

（教材所含药物歌诀可以参考：三黄龙胆苦。）

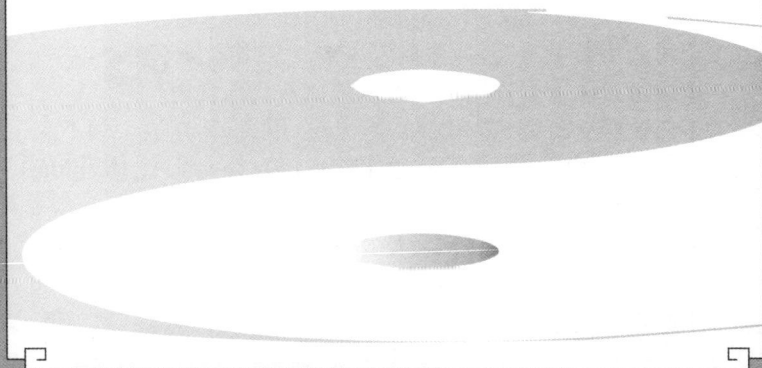

黄芩

【功效】清热燥湿,泻火解毒,止血安胎。

【应用】①湿热所致的多种病症,如湿温、黄疸、泻痢、热淋、痈肿疮毒等;②湿热病壮热烦渴、苔黄脉数等症;③肺热咳嗽;④内热亢盛,迫血妄行所致的吐血、咳血、衄血、便血、血崩等症;⑤胎热不安;⑥疮痈肿毒,咽喉肿痛。

【用法用量】3~10g。煎服或入丸散。清热多用生黄芩,安胎多用炒制品,清上焦热可用酒芩,止血则多炒成炭用。

【记忆口诀】谎热谎疮致勤咳勤胎动而沁血。

【口诀释义】谎(黄)热(气分实热)谎(黄)疮(疮痈肿毒)致勤(芩)咳(咳嗽)勤(芩)胎动(胎动)而沁(芩)血(出血)。

【释义联想】孕妇谎称自己发热生疮,导致勤于咳嗽、胎动而使衣服沁血。

【联想记忆图】

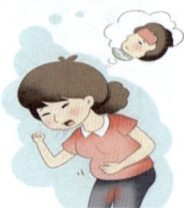

黄连

【功效】清热燥湿,泻火解毒。

【应用】①肠胃湿热所致的腹泻、痢疾、黄疸等症;②高热神昏,热盛火炽、壮热、烦躁,甚至神昏谵语等症;③心火亢盛,心烦不寐;④胃火炽盛,消谷善饥、烦渴多饮的中消证;⑤血热出血;⑥痈肿疮毒,疔毒内攻,耳、目肿痛诸症;⑦湿疹、湿疮、耳道流脓。

【用法用量】2~5g,煎服或入丸散。外用适量。

【记忆口诀】黄昏用黄矾敛疮敛血敛疹需联销。

【口诀释义】黄(黄)昏(高热神昏)用黄(黄)矾(心烦不寐)敛(连)疮(疮痈肿毒)敛(连)血(出血)敛(连)疹(湿疹、湿疮)需联(连)销(消渴)。

【释义联想】在黄昏用黄矾敛疮敛血敛疹子,但是需要联合销售。

【联想记忆图】

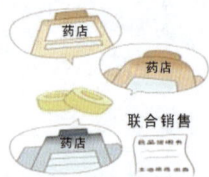

黄柏

【功效】清热燥湿,泻火解毒,退虚热。

【应用】①湿热泻痢、黄疸、白带、足膝肿痛及热淋等症;②疮疡肿毒、湿疹等;③阴虚发热、骨蒸盗汗及遗精等症。

【用法用量】3~12g,煎服或入丸散。外用适量。

【记忆口诀】黄疹变白疮因白巢。

【口诀释义】黄(黄)疹(湿疹)变白(柏)疮(疮痈肿毒)因白(柏)巢(潮热盗汗)。

【释义联想】黄疹变成了白疮是因为住在白色的巢穴染的。

【联想记忆图】

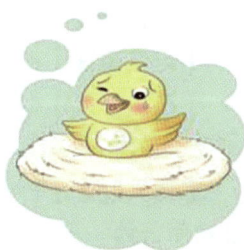

龙胆草

【功效】清热燥湿,泻肝火。

【应用】①湿热黄疸、阴肿阴痒、白带、湿疹等症;②肝经热盛、热极生风所致的高热惊厥、手足抽搐;③肝胆实热所致的胁痛、头痛、口苦、目赤、耳聋、阴肿阴痒诸症。

【用法用量】3~6g,煎服或入丸散。外用适量。

【记忆口诀】龙抽因胆斜。

【口诀释义】龙(龙)抽(抽搐)因胆(胆)斜(胁痛目赤)。

【释义联想】龙生病了抽搐是因为龙胆长斜了。

【联想记忆图】

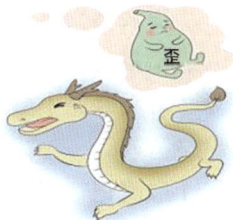

苦参

【功效】清热燥湿,祛风杀虫,利尿。

【应用】①湿热所致的黄疸、泻痢、带下、阴痒等症;②皮肤瘙痒、脓疱疮、疥癣、麻风诸症;③湿热蕴结,小便不利、灼热涩痛之症。

【用法用量】4.5~9g,煎服或入丸散。外用适量。

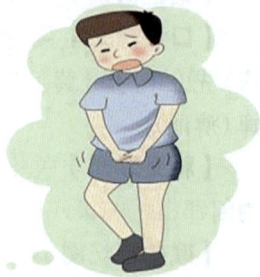

【记忆口诀】裤痒并苦淋。

【口诀释义】裤(苦)痒(皮肤瘙痒)并苦(苦)淋(淋痛)。

【释义联想】裤子里瘙痒,并因为淋痛而苦恼。

【联想记忆图】

秦皮

【功效】清热解毒,清肝明目。

【应用】①热毒泻痢、血痢、里急后重之症;②肝经郁热,目赤肿痛、生翳等症。

【用法用量】6~12g。煎服或入丸散。外用可煎水洗眼。

【记忆口诀】秦木遭霹雳。

【口诀释义】秦(秦)木(目赤肿痛生翳)遭霹(皮)雳(痢疾)。

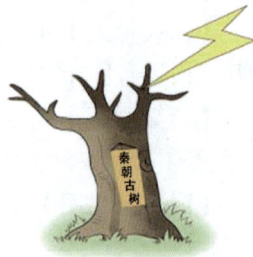

秦朝古树

【释义联想】秦朝留下的树木遭霹雳的毁坏。

【联想记忆图】

白鲜皮

【**功效**】清热解毒,除湿,止痒。

【**应用**】①湿热疮疹,多脓或黄水淋漓、肌肤湿烂、皮肤瘙痒等症;②湿热黄疸;③湿热痹证。

【**用法用量**】5~10g。外用适量。

【**记忆口诀**】白养先皇闲婢。

【**口诀释义**】白(白)养(痒疹)先(鲜)皇(黄疸)闲(鲜)婢(痹证)。

【**释义联想**】白养着先皇的闲婢。

【**联想记忆图**】

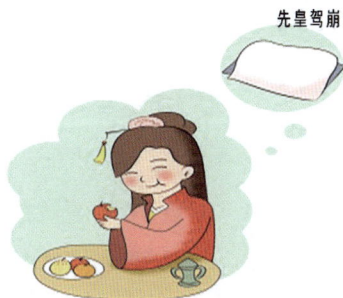

先皇驾崩

第三节　清热凉血药

治热病出血。

（教材的药物歌诀可以参考：清热凉血，生地犀角，丹皮赤芍，玄参紫草。）

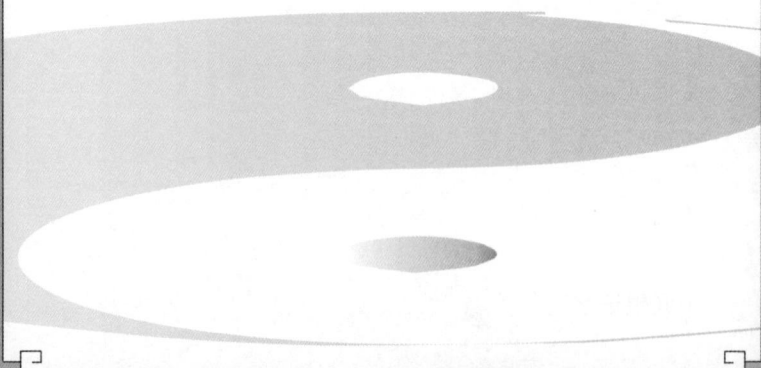

生地黄【别名:干地黄】

【功效】清热凉血,养阴生津。

【应用】①温热病热入营血,温毒发斑,热在血分,迫血妄行的吐血、衄血、尿血、崩漏下血等症;②热病伤阴,阴虚内热,骨蒸劳热;③津伤口干,口渴多饮,以及消渴证,烦渴多饮,肠燥便秘。

【用法用量】10~15g,煎服或以鲜品捣汁入药。

【记忆口诀】甥渴弟热。

【口诀释义】甥(生)渴(口渴多饮,肠燥便秘)弟(地)热(阴虚内热,骨蒸劳热)。

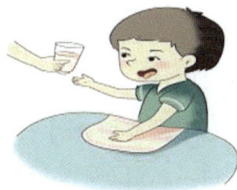

【释义联想】外甥口渴了,弟弟发热了。

【联想记忆图】

水牛角

【功效】清热凉血,泻火解毒,安神定惊。

【应用】①温病高热,神昏谵语,惊风,癫狂;②发斑发疹,吐血衄血。

【用法用量】15~30g,宜先煎3小时以上。

【记忆口诀】睡昏交班。

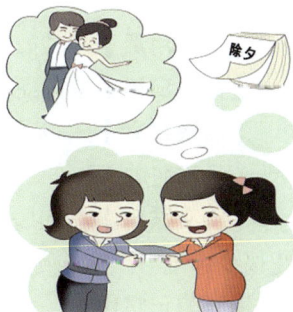

【口诀释义】睡(水)昏(神昏)交(角)班(斑疹)。

【释义联想】睡昏了头,赶紧交班。

【联想记忆图】

牡丹皮

【功效】清热凉血,活血散瘀。

【应用】①温热病热入血分而发斑疹,及血热妄行所致的吐血、衄血等症;②温热病后期,阴分伏热发热,或夜热早凉,以及阴虚内热等症;③血滞经闭、痛经或癥瘕等症;④痈肿疮毒及内痈。

【用法用量】6~12g,煎服或入丸散。

【记忆口诀】单月弹疮致皮热。

【口诀释义】单(丹)月(月经闭痛癥瘕)弹(丹)疮(疮痈肿毒)致皮(皮)热(夜热早凉)。

【释义联想】在单数的月份里,弹疮容易导致皮肤发热。

【联想记忆图】

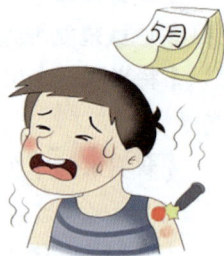

赤芍

【功效】清热凉血,祛瘀止痛。

【应用】①温热病热在血分,身热、发斑疹,及血热所致吐血、衄血等症;②血滞经闭、痛经及跌打损伤瘀滞肿痛诸症;③痈肿、目赤肿痛等症。

【用法用量】6~12g,煎服或入丸散。

【记忆口诀】翅瘀而少疮。

【口诀释义】翅(赤)瘀(瘀滞)而少(芍)疮(疮痈肿毒)。

【释义联想】鸡翅膀下有瘀血的往往很少长疮。

【联想记忆图】

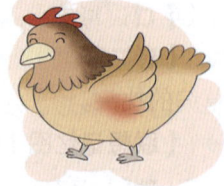

玄参

【功效】清热,解毒,养阴。

【应用】①温热病热入营分,伤阴劫液,身热、口干、舌绛等症;②温热病血热壅盛、发斑,或咽喉肿痛,甚则烦躁谵语之症;③咽喉肿痛、痈肿疮毒、瘰疬痰核等症。

【用法用量】9~15g,煎服或入丸散。

【记忆口诀】宣热治身疮。

【口诀释义】宣(玄)热(发热)治身(参)疮(疮痈肿毒)。

【释义联想】用宣散解热的办法治疗身上的疮。

【联想记忆图】

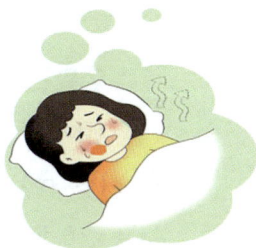

紫草

【功效】凉血活血,解毒透疹。

【应用】①麻疹或温热病发斑疹,因热毒盛而致斑疹不畅或色紫暗等症;预防麻疹;②疮疡、湿疹、阴痒及烫伤、火伤等症。

【用法用量】5~10g,煎服,或作散剂。外用可油浸用或熬膏。

【记忆口诀】紫窗伴草枕。

【口诀释义】紫(紫)窗(疮疡)伴草(草)枕(湿疹)。

【释义联想】紫色的窗棂前放着草编的枕头。

【联想记忆图】

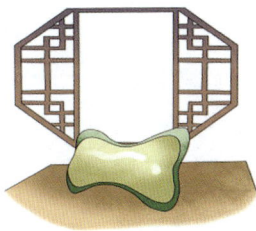

第四节 清热解毒药

治疮痈肿毒。

（教材所含药物歌诀可以参考。一级歌诀：清热解毒，银翘丁英，牛黄蚤休，拳参红藤，豆根勃射，锦酱盆腥，白毛蛇草，穿黛大青，秦鸭苋菝，鲜边土苓，漏季荞绿，慈菇熊翁。

二级歌诀，即一级歌诀每一句的字头，"清牛豆，白秦漏"或"清牛痘，白勤喽"。）

金银花【别名:忍冬花】

【**功效**】清热解毒。

【**应用**】①外感风热或温热病初起,发热而微恶风寒者;②疮、痈、疔肿;③热毒泻痢,下痢脓血之症;④咽喉疼痛。

【**用法用量**】6~15g。外用适量。

【**记忆口诀**】禁热禁咽喉痛因痢。

【**口诀释义**】禁(金)热(温热病)禁(金)咽喉痛(咽喉痛)因(银)痢(痢疾)。

【**释义联想**】普通医生禁止医治发热病和咽喉痛的病人,因为痢疾正流行。

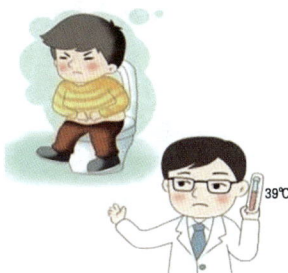

【**联想记忆图**】

附:**忍冬藤**

【**应用**】①痈肿疮毒;②风湿热痹,关节红、肿、痛、屈伸不利之症。

【**用法用量**】10~15g。

【**记忆口诀**】忍疮冻毙。

【**口诀释义**】忍(忍)疮(疮痈肿毒)冻(冬)毙(风湿热痹)。

【**释义联想**】患了疮还要忍着,结果冻死了。

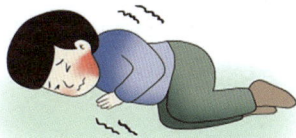

【**联想记忆图**】

连翘

【功效】清热解毒,消痈散结。

【应用】①外感风热或温病初起,发热、头痛、口渴等症;②热毒蕴结所致的各种疮毒痈肿,或瘰疬结核等症。

【用法用量】6~15g。

【记忆口诀】脸热。

【口诀释义】脸(连)热(温热病)。

【释义联想】脸上发热。

【联想记忆图】

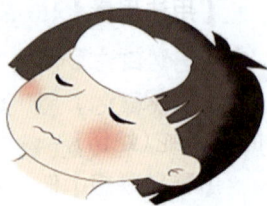

蒲公英

【功效】清热解毒,利湿。

【应用】①热毒痈肿疮疡及内痈等症;目赤肿痛;②湿热黄疸及小便淋沥涩痛。

【用法用量】10~15g。外用适量。

【记忆口诀】蒲黄攻淋。

【口诀释义】蒲(蒲)黄(黄疸)攻(公)淋(淋痛)。

【释义联想】用蒲黄来治疗淋证。

【联想记忆图】

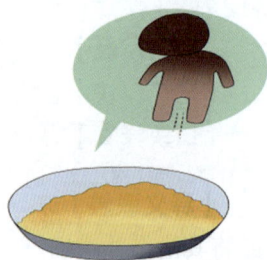

地丁

【功效】清热解毒。

【应用】①疗疮、乳痈、肠痈、丹毒等热毒疮疡症；②毒蛇咬伤。

【用法用量】10~30g。外用适量。

【记忆口诀】低热盯蛇。

【口诀释义】低(地)热(热毒疮疡)盯(丁)蛇(蛇伤)。

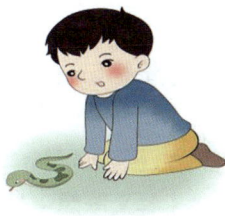

【释义联想】低热时盯着蛇。

【联想记忆图】

重楼【别名:蚤休】

【功效】清热解毒,消肿止痛,息风定惊。

【应用】①痈肿疮毒及毒蛇咬伤等症；②肝热生风、惊痫以及热病神昏、抽搐等症；③外伤出血,或瘀肿疼痛之症。

【用法用量】3~9g,煎服或入丸散。

【记忆口诀】凿蛇凿伤并凿抽。

【口诀释义】凿(蚤)蛇(蛇伤)凿(蚤)伤(外伤)并凿(蚤)抽(抽搐)。

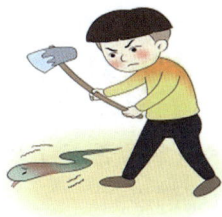

【释义联想】遇到蛇的时候,凿蛇将其凿伤并凿抽。

【联想记忆图】

拳参【别名:紫参】

【功效】清热解毒,去湿,散痈肿。

【应用】①湿热泻痢,泻脓血、里急后重等症;②利湿以消退水肿。

【用法用量】5~10g,煎服或入丸散。外用研敷或煎水含漱、洗疮。

【记忆口诀】泉水神力。

【口诀释义】泉(拳)水(水肿)神(参)力(痢疾)。

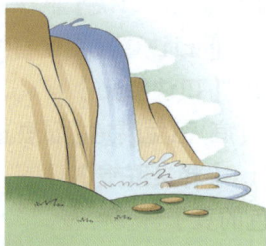

【释义联想】泉水有神奇的力量。

【联想记忆图】

大血藤【别名:红藤】

【功效】清热解毒,活血止痛。

【应用】①治肠痈腹痛之要药;②跌打损伤、妇女经痛、风湿关节疼痛。

【用法用量】9~15g,煎服或浸酒服。

【记忆口诀】轰瘀处疼痛。

【口诀释义】轰(红)瘀(瘀血)处疼(藤)痛(疼痛)。

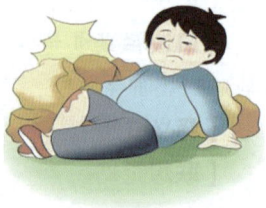

【释义联想】被轰炸出瘀血的地方感到疼痛。

【联想记忆图】

山豆根

【**功效**】清热解毒,利咽喉,散肿止痛。

【**应用**】①热毒蕴结,咽喉肿痛;②黄疸由湿热所致者;③肺热咳嗽及痈肿疮毒;④牙龈肿痛。

【**用法用量**】3~6g,煎服,或磨汁服。外用含漱或研末涂敷患处。

【**记忆口诀**】删壳黄豆易生豆芽。

【**口诀释义**】删(山)壳(咳嗽)黄(黄疸)豆(豆)易生豆(豆)芽(牙龈肿痛)。

【**释义联想**】被删除掉外壳的黄色的豆子容易生豆芽。

【**联想记忆图**】

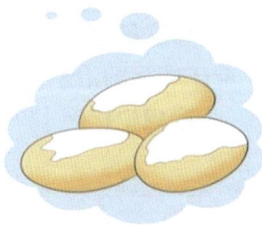

马勃

【**功效**】清肺,利咽,解毒,止血。

【**应用**】①肺热咳嗽、失音、咽喉肿痛等症;②血热吐血、衄血。

【**用法用量**】2~6g,煎服或入丸散。外用适量。

【**记忆口诀**】马咳马血。

【**口诀释义**】马(马)咳(咳嗽)马(马)血(出血)。

【**释义联想**】马患病咳出了马血。

【**联想记忆图**】

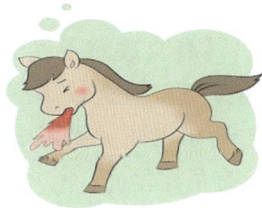

射干

【功效】清热解毒,祛痰利咽。

【应用】①咽喉肿痛,兼有热痰壅盛者;②痰盛的咳喘症。

【用法用量】6~10g。

【记忆口诀】舍谈干咳干喘干咽痛。

【口诀释义】舍(射)谈(痰多)干(干)咳(咳嗽)干(干)喘(喘)干(干)咽痛(咽痛)。

【释义联想】在寒舍谈论干咳干喘干咽痛的治法。

【联想记忆图】

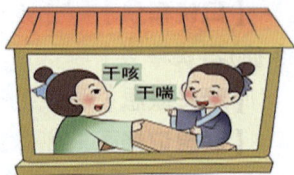

地锦草

【功效】清热解毒,止血,活血,利湿。

【应用】①热毒泻痢、痈肿及毒蛇咬伤;②便血、尿血、崩漏及外伤出血等多种出血;③湿热黄疸,小便不利。

【用法用量】9~20g。外用适量。

【记忆口诀】地利是地黄见浸血知草蛇。

【口诀释义】地(地)利(痢疾)是地(地)黄(黄疸)见浸(锦)血(出血)知草(草)蛇(内服外用治蛇伤)。

【释义联想】农民在防治蛇害的时候,有一个地利是种了地黄并在地上放了些刀刃,如果在表面见到浸血,就知道有草蛇爬过。

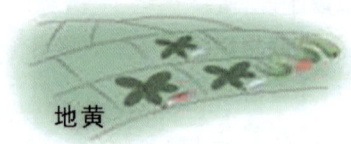

地黄

【联想记忆图】

败酱草

【功效】清热解毒,消痈排脓,祛瘀止痛。

【应用】①热毒痈肿,并善治内痈,尤多用于肠痈;②血滞之胸腹疼痛。

【用法用量】9~15g。大剂量可以15~30g。外用适量。

【记忆口诀】拜痛。

【口诀释义】拜(败)痛(胸腹疼痛)。

【释义联想】跪拜至膝盖疼痛。

【联想记忆图】

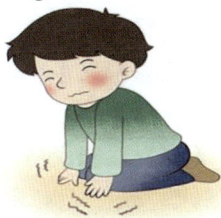

鱼腥草【别名:蕺菜】

【功效】清热解毒,排脓,利尿。

【应用】①肺痈咳吐脓血,及肺热咳嗽、痰稠等症;②热毒疮疡;③热淋,小便涩痛之症。

【用法用量】15~25g。外用适量。

【记忆口诀】鱼壳雨淋。

【口诀释义】鱼(鱼)壳(咳嗽)雨(鱼)淋(淋痛)。

【释义联想】晒的鱼干的外壳被雨淋了。

【联想记忆图】

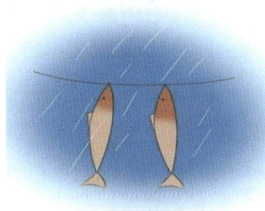

白花蛇舌草

【功效】清热,利湿,解毒,消痈。

【应用】①痈肿疮毒、咽喉肿痛、毒蛇咬伤等症;②热淋小便不利之症;③胃癌、食管癌、直肠癌等多种癌症。

【用法用量】15~60g。外用适量。

【记忆口诀】白蛇滑淋。

【口诀释义】白(白)蛇(蛇伤)滑(花)淋(淋痛)。

【释义联想】白蛇的皮很滑,又淋了水。

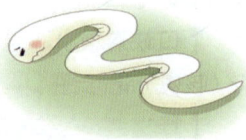

【联想记忆图】

穿心莲【别名:一见喜、苦胆草】

【功效】清热解毒,燥湿。

【应用】①温病初起,发热头痛,以及肺热喘咳、肺痈、咽喉肿痛等症;②以鲜品捣烂敷痈肿疮毒及毒蛇咬伤;③湿热泻痢、热淋、湿疹等。

【用法用量】6~9g,煎服;多作丸、散、片剂。外用适量。

【记忆口诀】喘热之新淋联痢,致外蛇见外疹。

【口诀释义】喘(穿)热(发热)之新(心)淋(淋证)联(莲)痢(泻痢),致外(外用)蛇(痈肿疮毒及毒蛇咬伤)见外(外用)疹(湿疹)。

【释义联想】又喘又发热,新患了淋证联合了痢疾,排泄物导致外面的蛇出现疹子。

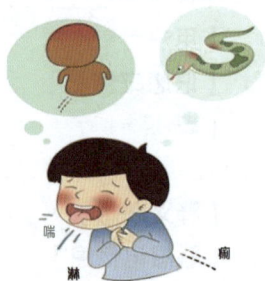

【联想记忆图】

青黛【别名:靛花、靛沫花】

【功效】清热解毒,凉血散肿。

【应用】①热毒发斑及血热妄行的吐血、咯血、衄血等症;②小儿惊风,发热、痉挛等症;③热咳气急痰稠之症;④痄腮肿痛及热毒痈疮。

【用法用量】1~3g,作散剂冲服或作丸服。外用干敷或调敷患部。

【记忆口诀】清雪在清静处轻咳带诈。

【口诀释义】清(青)雪(出血)在清(青)静(痉挛)处轻(青)咳(咳嗽)带(黛)诈(痄腮)。

【释义联想】清扫雪时在清静处轻轻咳嗽,这个动作带有诈骗的嫌疑。

【联想记忆图】

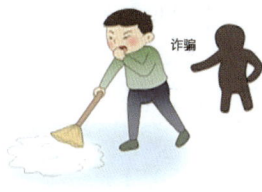

大青叶

【功效】清热解毒,凉血消斑。

【应用】①血热毒盛,发为疮痈、丹毒、口疮、咽喉肿痛等症;②风热表证之发热头痛、咽喉肿痛;③温热病热毒入于血分,发斑、神昏、壮热、烦躁等症。

【用法用量】9~15g。外用适量。

【记忆口诀】大雪打表。

【口诀释义】大(大)雪(出血)打(大)表(风热表证)。

【释义联想】大雪打到表上。

【联想记忆图】

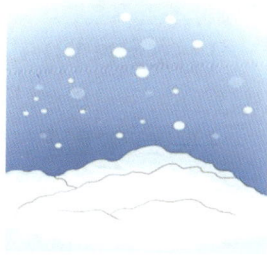

板蓝根

【功效】清热解毒,凉血,利咽。

【应用】①温热病发热、头痛、喉痛,或发斑疹;②疮腮、痈肿疮毒等多种热炽毒盛之症。

【用法用量】9~15g。煎服或入散剂。

【记忆口诀】斑斑栅栏。

【口诀释义】斑(板)斑(斑疹)栅(内服外用于疮腮)栏(蓝)。

【释义联想】锈迹斑斑的栅栏。

【联想记忆图】

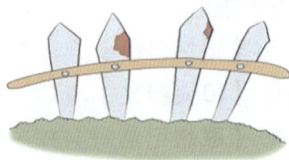

鸦胆子

【功效】清热解毒,截疟治痢,腐蚀赘疣。

【应用】①间日疟或三日疟;②热毒血痢,痢下脓血,里急后重等症;③外用:鸡眼、寻常疣。

【用法用量】内服 0.5~2g 装胶囊或桂圆肉包裹吞服。外用适量。

【记忆口诀】压力下虐蛋的外鸡。

【口诀释义】压(鸦)力(痢疾)下虐(疟疾)蛋(胆)的外(外用)鸡(鸡眼)。

【释义联想】从国外引进的种鸡,在压力下虐待自己下的蛋。

【联想记忆图】

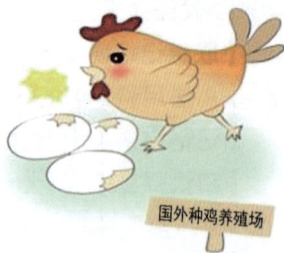

国外种鸡养殖场

马齿苋

【**功效**】清热解毒,凉血止血。

【**应用**】①湿热泻痢及下痢脓血、里急后重等症;②赤白带下、血热崩漏;③热淋、血淋;④疮痈肿毒,火毒痈疖。

【**用法用量**】9~15g。鲜品加倍。外用适量。

【**记忆口诀**】马耻现三阴窍。

【**口诀释义**】马耻现(马齿苋)三阴窍(痢疾,淋痛,带下)。

【**释义联想**】马耻于露出三阴窍。

【**联想记忆图**】

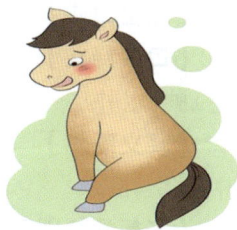

白蔹

【**功效**】清热解毒,敛疮生肌。

【**应用**】疮痈肿毒及烧烫伤。

【**用法用量**】5~10g。外用适量。

【**记忆口诀**】白烫。

【**口诀释义**】白(白)烫(内服外用于烫伤)。

【**释义联想**】白脸被烫伤了。

【**联想记忆图**】

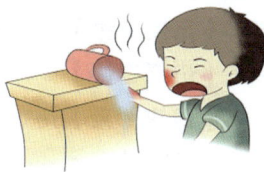

半边莲

【功效】清热解毒,利水消肿。

【应用】①毒蛇咬伤、蜂蝎刺螫,以及疔疮初起肿痛等症;②大腹水肿、面足浮肿等症。

【用法用量】干品 9~15g;鲜草 30~60g,煎服。外用适量。

【记忆口诀】伴蛇变肿。

【口诀释义】伴(半)蛇(蛇伤)变(边)肿(水肿)。

【释义联想】与蛇相伴结果被咬肿了。

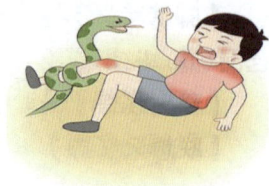

【联想记忆图】

土茯苓

【功效】解毒,除湿,利关节。

【应用】①梅毒或因梅毒服汞剂而致肢体拘挛者;②火毒痈疖、热淋尿赤涩痛之症,疮痈,瘰疬。

【用法用量】15~60g。

【记忆口诀】徒吝夫没。

【口诀释义】徒(土)吝(淋痛)夫(茯)没(梅毒)。

【释义联想】丈夫没了,妻子白白吝惜了许久。

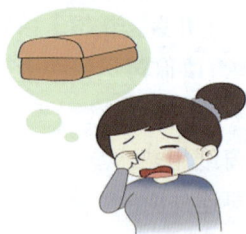

【联想记忆图】

漏芦

【功效】清热解毒,消痈肿,下乳汁。

【应用】①疮痈肿痛,尤多用于乳痈;②热邪壅滞,乳房作胀,乳汁不下;③湿痹拘挛。

【用法用量】5~9g。

【记忆口诀】漏乳已漏毕。

【口诀释义】漏(漏)乳(乳痈)已漏(漏)毕(湿痹拘挛)。

【释义联想】漏乳已经漏完了。

【联想记忆图】

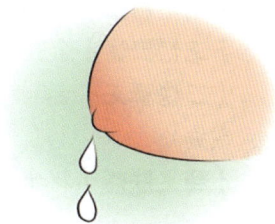

四季青

【功效】清热解毒,凉血,敛疮。

【应用】①烧烫伤、下肢溃疡、湿疹、热毒疮疡等症,尤长于治疗烧烫伤;②外伤出血。

【用法用量】15~60g。外用适量。

【记忆口诀】撕窗纸,外烫外虱化外雪。

【口诀释义】撕(四)窗(疮痈肿毒)纸,外(外用)烫(烫伤)外(外用)虱(湿疹)化外(外用)雪(出血)。

【释义联想】窗外有虱子,撕开窗纸用热水向外烫外面的虱子,结果连外面的雪都烫化了。

【联想记忆图】

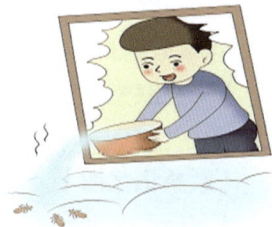

金荞麦

【功效】清热解毒,清肺化痰,健脾消食。

【应用】①肺痈咳痰浓稠腥臭及瘰疬、疮疖;②肺热咳嗽、咽喉肿痛。

【用法用量】15~45g。

【记忆口诀】金壳敲裸。

【口诀释义】金(金)壳(咳嗽)敲(荞)裸(瘰疬)。

【释义联想】将金壳敲下,使壳里的小鸡裸露。

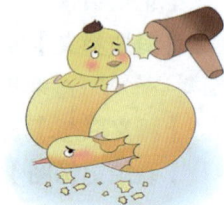

【联想记忆图】

绿豆

【功效】清热解毒,消暑。

【应用】①暑热烦渴或痈肿疮毒等症;②服巴豆、附子或其他热毒之剂中毒,烦躁闷乱、呕吐口渴者。

【用法用量】15~30g。外用适量。

【记忆口诀】滤毒都渴。

血液滤过机

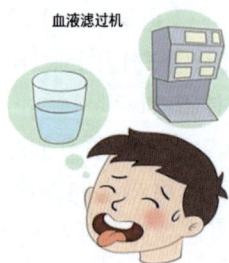

【口诀释义】滤(绿)毒(解药物毒)都(豆)渴(暑热烦渴)。

【释义联想】过滤毒素之后,人都觉得口渴。

【联想记忆图】

山慈菇【别名：毛慈姑】

【功效】清热解毒,消痈散结。

【应用】①痈疽发背、疔肿恶疮、瘰疬痰核;②癥瘕痞块。

【用法用量】3~9g。外用适量。

【记忆口诀】善痞。

【口诀释义】善(山)痞(癥瘕痞块)。

【释义联想】山里慈祥的姑娘(山慈菇)善于罹患痞块。

熊胆粉

【功效】清热解毒,止痉,明目。

【应用】①肝热炽盛,热极生风所致的惊风、癫痫、抽搐等症;②肝热目赤肿痛、羞明或生翳障等症;③疮痈肿痛及痔疮肿痛,热毒壅堵之咽喉肿痛。

【用法用量】内服多作丸、散剂,不入汤剂。0.25~0.5g。人工熊胆粉 1~2g。外用适量。

【记忆口诀】熊净熊目治外疮。

【口诀释义】熊(熊)净(痉挛)熊(熊)目(目赤肿痛生翳)治外(外用)疮(疮痈肿毒)。

【释义联想】熊清洁自己的眼目,使得头上的外疮治好了。

【联想记忆图】

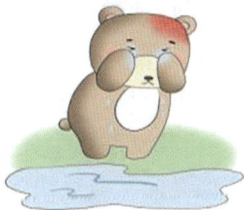

白头翁

【功效】清热,解毒,凉血。

【应用】湿热泻痢、热毒泻痢之发热、腹痛、下痢脓血、里急后重等症。

【用法用量】9~15g。煎服或入丸散。

【记忆口诀】白痢。

【口诀释义】白(白)痢(痢疾)。

【释义联想】白色为主的痢疾。

【联想记忆图】

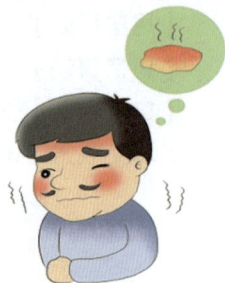

贯众

【功效】杀虫,清热解毒,止血。

【应用】①多种肠寄生虫病;②风热感冒,温热斑疹,以及疟腮等病症;③衄血、吐血、便血及崩漏等证。

【用法用量】5~10g。用以驱虫及清热解毒宜生用;用以止血,宜炒炭用。

【记忆口诀】灌血的感官如灌炸了。

【口诀释义】灌(贯)血(衄血、吐血、便血、崩漏)的感(感冒风热)官(贯)如灌(贯)炸(疟腮)了。

【释义联想】头痛的时候,头部的感官像是灌了血后快要灌炸了似的。

【联想记忆图】

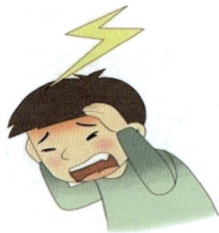

第五节　清虚热药

治热病后期,午后潮热,低热不退。

(教材所含药物歌诀可以参考:白银胡青地。)

白薇

【功效】清热凉血,利尿通淋,解毒疗疮。

【应用】①外感热病发热,及邪入营血,身热经久不退、肺热咳嗽,以及阴虚内热、产后虚热等症;②热淋、血淋等症;③疮痈肿毒、咽喉肿痛,以及毒蛇咬伤等症。

【用法用量】5~10g,煎服或入丸散剂。

【记忆口诀】白蛇咬白疮致微淋。

【口诀释义】白(白)蛇(毒蛇伤)咬白(白)疮(疮痈肿毒)致微(薇)淋(淋痛)。

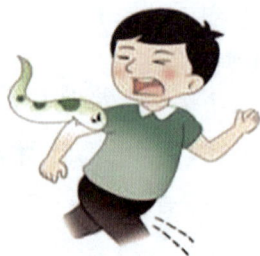

【释义联想】白蛇咬了个白疮,导致患者微淋。

【联想记忆图】

银柴胡

【功效】退虚热,清疳热。

【应用】阴虚发热,劳热骨蒸、盗汗等症。

【用法用量】3~10g,煎服或入丸散。

【记忆口诀】阴击。

【口诀释义】阴(银)击(疳积)。

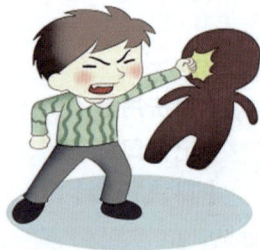

【释义联想】阴险的击打。

【联想记忆图】

胡黄连

【功效】退虚热,除疳热,清湿热。

【应用】①阴虚骨蒸,潮热盗汗之症;②小儿疳积、消化不良、腹胀体瘦、下痢、发热等症;③胃肠湿热泻痢及痔疮肿痛。

【用法用量】3~10g。

【记忆口诀】呼机将狐狸呼至。

【口诀释义】呼(胡)机(疳积)将狐(胡)狸(痢疾)呼(胡)至(胃肠湿热泻痢及痔疮肿痛)。

【释义联想】养狐人用呼机将狐狸呼唤过来。

【联想记忆图】

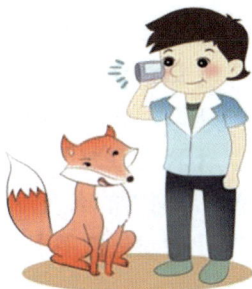

青蒿

【功效】退虚热,凉血,解暑,截疟。

【应用】①疟疾寒热;②温热病后期,温热之邪入阴分、夜热早凉、热退无汗之症或温热病后低热不退等症;③阴虚发热,而见骨蒸劳瘵、日晡潮热、手足心热等症;④暑热外感,发热无汗或有汗、头昏头痛、脉洪数等症;⑤湿热黄疸。

【用法用量】6~12g,煎服,不宜久煎,或鲜用绞汁。

【记忆口诀】清朝清暑清疟清黄疸。

【口诀释义】清(青)朝(阴虚发热而见骨蒸劳瘵、日晡潮热)清(青)暑(暑热)清(青)疟(疟疾)清(青)黄疸(黄疸)。

【释义联想】清朝需要清暑、清疟、清黄疸。

【联想记忆图】

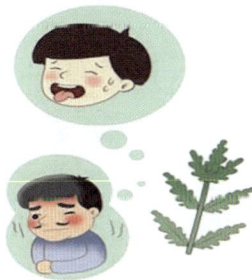

地骨皮

【**功效**】凉血退蒸,清泄肺热。

【**应用**】①阴虚血热、小儿疳疾发热及骨蒸潮热、盗汗等症;②肺热咳喘;③血热妄行的吐血、衄血等症;④消渴尿多症。

【**用法用量**】9~15g。

【**记忆口诀**】地壳能抵消地雪。

【**口诀释义**】地(地)壳(咳喘)能抵(地)消(消渴)地(地)雪(出血)。

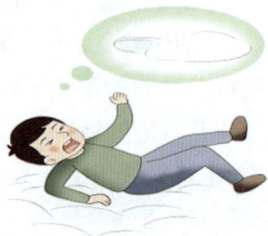

【**释义联想**】地壳上的高度能够抵消地面雪的高度。

【**联想记忆图**】

第三章

泻 下 药

第一节 攻下药

用于便秘。

（教材所含药物歌诀可以参考：攻下用药，硝黄荟番。）

芒硝

【**功效**】泻下,软坚,清热。

【**应用**】①实热积滞,大便燥结;②咽痛、口疮、目赤及疮疡。

【**用法用量**】6~12g。冲入药汁内或开水溶化后服。外用适量。

【**记忆口诀**】忙外疮。

【**口诀释义**】忙(芒)外(外用)疮(疮痈肿毒)。

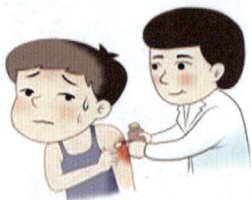

【**释义联想**】忙于治疗外疮。

【**联想记忆图**】

大黄【别名:将军、川军、锦纹】

【**功效**】泻下攻积,清热泻火,解毒,活血祛瘀。

【**应用**】①肠道积滞,大便秘结;热痢初起,肠道湿热积滞不化;②血热妄行之吐血、衄血;③热毒疮疡及烧伤;④瘀血证;⑤黄疸、淋病等湿热证;⑥火邪上炎所致的目赤、咽痛、牙龈肿痛等症。

【**用法用量**】3~15g,外用适量。生大黄泻下力较强,欲攻下者宜生用;入汤剂应后下,或用开水泡服,久煎则泻下力减弱。酒制大黄泻下力较弱,活血作用较好,宜于瘀血证及不宜峻下者。大黄炭则多用于出血证。

【**记忆口诀**】大愚在大窗看大雪,患黄疸致黄淋谎烫伤。

【**口诀释义**】大(大)愚(瘀血)在大(大)窗(疮痈肿毒)看大(大)雪(吐衄血),患黄(黄)疸(黄疸)致黄(黄)淋(淋痛)谎(黄)烫伤(烫伤)。

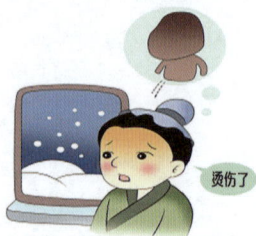

烫伤了

【**释义联想**】大愚人在大窗前看大雪,患黄疸导致黄淋,撒谎说被烫伤了。

【**联想记忆图**】

芦荟

【功效】泻下,清肝,杀虫。

【应用】①习惯性便秘及热结便秘;②小儿疳积;③惊痫抽搐。

【用法用量】2~5g,宜入丸散,不入汤剂。外用适量,研敷患处。

【记忆口诀】路闲人会积。

【口诀释义】路(芦)闲(惊痫抽搐)人会(荟)积(疳积)。

【释义联想】道路闲置而不通,行人就会聚积难行。

【联想记忆图】

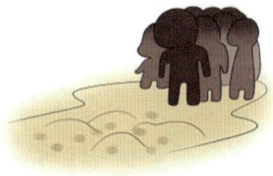

番泻叶

【功效】泻下导滞。

【应用】①便秘;②腹水肿胀。

【用法用量】2~6g,用开水泡服,入汤剂后下。

【记忆口诀】泛水。

【口诀释义】泛(番)水(腹水肿胀)。

【释义联想】番泻叶上泛出水花。

第二节 润下药

用于便秘。

（教材所含药物歌诀可以参考：润下麻郁，决明归蜜，萎柏杏桃，首乌皆具。）

火麻仁【别名：大麻仁、麻子仁】

【功效】润肠通便。

【应用】老人、产妇及体弱者由于津枯血少所致的肠燥便秘。

【用法用量】10~15g。

【记忆口诀】共性（便秘）。

郁李仁

【功效】润肠通便，利水消肿。

【应用】①肠燥便秘；②水肿腹满、脚气浮肿。

【用法用量】6~10g。

【记忆口诀】雨水。

【口诀释义】雨（郁）水（水肿）。

【释义联想】雨水。

【联想记忆图】

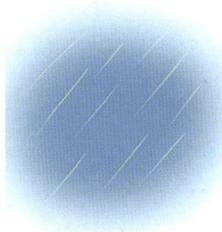

松子仁

【功效】润肠通便，润肺止咳。

【应用】①肠燥便秘；②肺燥干咳。

【用法用量】煎服 5~10g。或入膏、丸。

【记忆口诀】松子壳。

【口诀释义】松子（松子仁）壳（治疗咳嗽）。

【释义联想】松子的壳。

第三节　峻下逐水药

用于水肿积液。

（教材所含药物歌诀可以参考：峻下逐水，芫花戟遂，巴豆商陆，牵牛续随。）

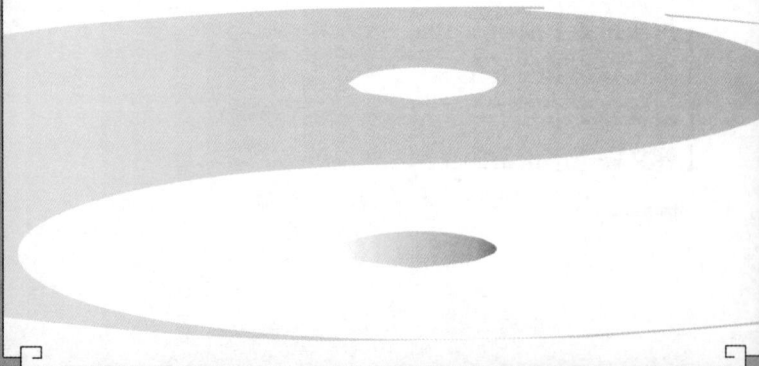

芫花【别名:老鼠花、头痛花、药鱼草】

【功效】泻水逐饮,祛痰止咳,外用杀虫疗疮。

【应用】①身面浮肿、大腹水肿、胸胁积液等症;②头疮、白秃、顽癣。

【用法用量】炮制入丸散 0.5~1.5g。外用适量。有毒,可醋炒以减低毒性。

【记忆口诀】圆壳选花。

【口诀释义】圆(芫)壳(慢支咳嗽)选(疮癣)花(花)。

【释义联想】用一个圆形的壳来装选出的花。

【联想记忆图】

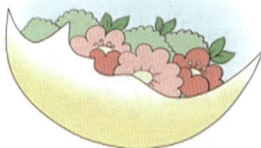

大戟

【功效】泻水逐饮,消肿散结。

【应用】①身面浮肿、大腹水肿及胸胁积液等症;②热毒痈肿疮毒及痰火凝聚的瘰疬痰核。

【用法用量】1.5~3g;散剂每次 1g。有毒,可醋制以减低毒性。

【记忆口诀】大疮裸鸡。

【口诀释义】大(大)疮(内服外敷于疮痈肿毒)裸(瘰疬痰核)鸡(戟)。

【释义联想】鸡患了大的疮疡,羽毛脱落使皮肤裸露出来。

【联想记忆图】

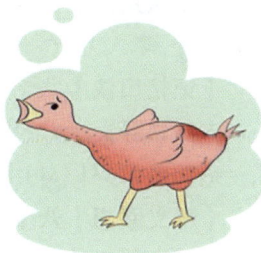

甘遂

【功效】泻水逐饮,消肿散结。

【应用】①身面浮肿、大腹水肿及胸胁积液等症;②风痰癫痫;③外敷治痈肿疮毒。

【用法用量】本品有效成分不溶于水,宜入丸散,每次0.5~1.5g。有毒,可醋制减低毒性。外用适量生用。

【记忆口诀】敢嫌外疮。

【口诀释义】敢(甘)嫌(癫痫)外(外用)疮(疮痈肿毒)。

【释义联想】敢于嫌弃有外疮的人。

【联想记忆图】

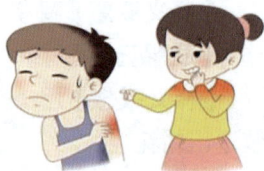

巴豆霜【巴豆别名:江子、刚子】

【功效】泻下冷积,逐水退肿,祛痰利咽。

【应用】①寒邪食积,阻结肠道,突然腹满胀痛,大便不通,甚至气急暴厥者;②大腹水肿;③喉痹,痰涎壅塞气道,呼吸急促,甚至窒息欲死者;④外用:痈肿脓成未溃及疥癣恶疮等症。

【用法用量】巴豆大多制成巴豆霜用,以减低毒性。内服0.1~0.3g,多入丸散。外用适量。

【记忆口诀】八十逗猴有外疮外癣。

【口诀释义】八(巴)十(食积)逗(豆)猴(喉痹)有外(外用)疮(疮痈肿毒)外(外用)癣(疥癣)。

【释义联想】八十岁的艺人在逗猴,猴患有外疮外癣。

【联想记忆图】

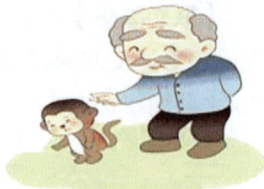

商陆

【功效】泻下利水,消肿散结。

【应用】①水肿胀满,大便秘结、小便不利者;②外用:痈肿。

【用法用量】3~9g。外用适量。

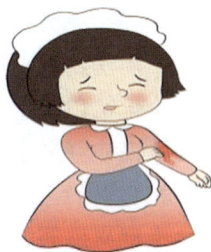

【记忆口诀】伤佣。

【口诀释义】伤(商)佣(痈肿)。

【释义联想】受伤的佣人。

【联想记忆图】

牵牛子【别名:黑丑、白丑】

【功效】泻下,逐水,去积,杀虫。

【应用】①水饮停蓄,水肿腹胀;②肠胃湿热积滞,大便秘结;③虫积腹痛;④痰壅喘咳。

【用法用量】3~6g,打碎入煎;散剂1.5~3g。有毒,可生用或炒用,炒用药性较缓。

【记忆口诀】牵虫觅牛牛喘。

【口诀释义】牵(牵)虫(虫积)觅(便秘)牛(牛)牛(牛)喘(痰壅喘咳)。

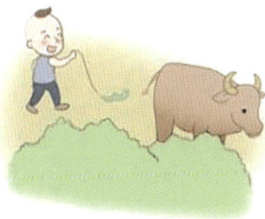

【释义联想】牵着虫子去寻觅牛牛正喘。

【联想记忆图】

续随子【别名:千金子】

【功效】逐水退肿,破血消癥。

【应用】①水肿腹满,二便不利;②瘀滞癥瘕、经闭;③外用可治顽癣、疣赘及毒蛇咬伤。

【用法用量】1~2g,制霜入丸散用。外用适量。有毒。

【记忆口诀】需争外选外蛇。

【口诀释义】需(续)争(癥瘕经闭)外(外用)选(顽癣)外(外用)蛇(蛇伤)。

【释义联想】需要争取外出,选取外地的蛇。

【联想记忆图】

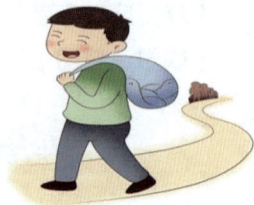

第四章

祛风湿药

均用于风湿痹证。

（教材所含药物歌诀可以参考：祛风湿卿，络石风藤；独威己秦，蚕豨梧桐；虎瓜五加，桑枝寄生；花蛇海桐，千松骨风。

二级歌诀即每一句的字头："湿独虎花"或"狮犊护花"。）

第一节　祛风寒湿药

共性是祛风、除湿、散寒、止痛。治疗风寒湿痹。

独活

【功效】祛风湿,止痛,解表。

【应用】①风湿痹痛;②风寒表证,兼有湿邪者;③少阴头痛、皮肤湿痒。

【用法用量】3~10g。

【记忆口诀】独头独敢养活。

【口诀释义】独(独)头(头痛)独(独)敢(风寒感冒)养(皮肤湿痒)活(活)。

【释义联想】大家遇到了一个弃婴,单独只有独身的老头敢去养活。

【联想记忆图】

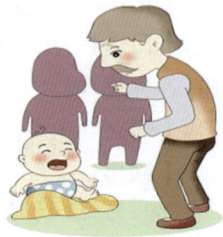

威灵仙

【功效】祛风湿,通经络,止痹痛,治骨鲠。

【应用】①风湿痹痛等;②诸骨鲠咽;③噎膈、痞积。

【用法用量】6~10g,治骨鲠可用 30g。本品性走窜,久服易伤正气,体弱者宜慎用。

【记忆口诀】胃梗令噎。

【口诀释义】胃(威)梗(诸骨鲠咽)令(灵)噎(噎膈痞积)。

【释义联想】胃被食物梗塞,令人噎嗝。

【联想记忆图】

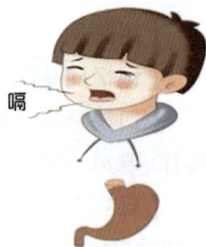

川乌

【功效】祛风除湿,温经止痛。

【应用】①风寒湿痹,拘急疼痛;②心腹冷痛,寒疝疼痛等。

【用法用量】煎服,1.5~3g。宜先煎、久煎。外用适量。孕妇忌用。避免与半夏、瓜蒌、贝母、白及、白蔹等相反的药物同用。

【记忆口诀】无痹则无痛。

【口诀释义】无(乌)痹(痹证)则无(乌)痛(各种疼痛)。

【释义联想】没有患痹证就没有疼痛。

【联想记忆图】

附:草乌

功效、用法与川乌基本相同,但毒性更强。

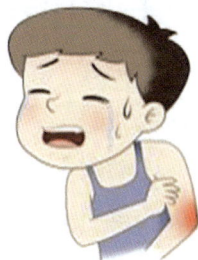

金钱白花蛇

【功效】祛风,通络,止痉。

【应用】①风湿痹痛,筋脉拘挛;口眼歪斜、肢体麻木、中风后半身不遂;②破伤风、小儿急慢惊风等;③麻风、疥癣、皮肤瘙痒。

【用法用量】煎汤 3~9g;研末服 1~1.5g。

【记忆口诀】摆摊养花抽花卖。

【口诀释义】摆(白)摊(半身瘫痪,风湿痹痛)养(风疹、顽癣、瘙痒、麻风)花(花)抽(惊风抽搐)花(花)卖。

【释义联想】摆摊卖花,把养的花抽出来卖掉。

【联想记忆图】

附:蕲蛇

与金钱白花蛇相似而药力较弱。

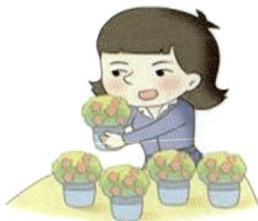

乌梢蛇

【功效】祛风,通络,止痉。

【应用】①风湿痹痛,筋脉拘挛,口眼歪斜、肢体麻木、中风后半身不遂;②破伤风、小儿急慢惊风等;③麻风、疥癣、皮肤瘙痒。

【用法用量】煎汤 6~12g;研末服 2~3g。或入丸剂、酒浸服。

【记忆口诀】本品功效类似蕲蛇而略缓。

木瓜

【功效】舒筋活络,化湿和胃。

【应用】①风湿痹痛,筋脉拘挛;②脚气水肿;③吐泻转筋;④消化不良。

【用法用量】6~9g。

【记忆口诀】木食入,吃角瓜,瓜吐出。

【口诀释义】木(木)食(食积)入,吃角(脚气)瓜(瓜),瓜(瓜)吐(吐泻转筋)出。

【释义联想】食入木头后吃角瓜,结果把瓜吐出来了。

【联想记忆图】

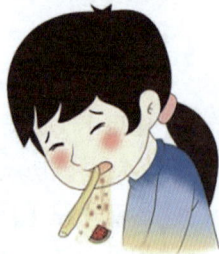

伸筋草

【**功效**】祛风除湿,舒筋活络。

【**应用**】①风寒湿痹;②跌打损伤。

【**用法用量**】煎服 3~12g。外用适量。

【**记忆口诀**】伸筋被打。

【**口诀释义**】伸筋(伸筋草)被打(跌打损伤)。

【**释义联想**】伸出筋来,结果被打。

海风藤

【**功效**】祛风湿,通经络,止痹痛。

【**应用**】①风湿痹痛、关节不利、筋脉拘挛、腰膝疼痛;②跌打损伤。

【**用法用量**】煎服 6~12g。

【**记忆口诀**】海风打疼。

【**口诀释义**】海风(海风藤)打(跌打损伤)疼。

【**释义联想**】海风将人打疼。

青风藤

【**功效**】祛风湿,通经络,利小便。

【**应用**】①风湿痹痛、关节不利、筋脉拘挛、腰膝疼痛;②水肿、脚气。

【**用法用量**】煎服 6~12g。

【**记忆口诀**】清水。

【**口诀释义**】清(青风藤)水(水肿、脚气)。

【**释义联想**】清水。

路路通

【功效】祛风活络,利水,通经。

【应用】①风湿痹痛、中风半身不遂;②跌打损伤;③水肿;④经行不畅,闭经;⑤乳少,乳汁不通。

【用法用量】煎服 5~10g。

【记忆口诀】水路乳路经路打通。

【口诀释义】水(水肿)路(路路通)乳(乳少)路(路路通)经(月经不畅)路(路路通)打(跌打损伤)通(路路通)。

【释义联想】将水路、乳路、经路打通。

徐长卿【别名:寮刁竹】

【功效】祛风止痛、止痒。

【应用】①风湿痹痛、腰痛、跌打损伤疼痛、脘腹痛、牙痛等各种痛症;②湿疹、风疹块、顽癣等皮肤病;③毒蛇咬伤。

【用法用量】3~12g;散剂 1.5~3g。本品芳香入汤剂不宜久煎。

【记忆口诀】需养长蛇。

【口诀释义】需(徐)养(癣疹瘙痒)长(长)蛇(内服外敷于蛇伤)。

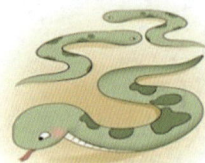

【释义联想】需要饲养长蛇。

【联想记忆图】

蚕沙

【**功效**】祛风除湿,和胃化浊。

【**应用**】①风湿痹痛、肢体不遂;②湿疹瘙痒;③吐泻转筋。

【**用法用量**】5~15g,外用适量。

【**记忆口诀**】残吐因枕砂。

【**口诀释义**】残(蚕)吐(吐泻转筋)因枕(湿疹瘙痒)砂(沙)。

【**释义联想**】残吐因昨晚枕着砂石睡觉。

【**联想记忆图**】

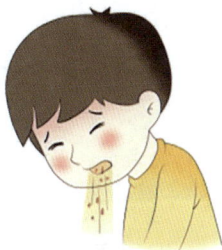

松节

【**功效**】祛风燥湿,止痛。

【**应用**】风湿痹痛、跌打损伤疼痛。

【**用法用量**】9~15g。

【**记忆口诀**】讼姐打人。

【**口诀释义**】讼姐(松节)打(跌打损伤)人。

【**释义联想**】诉讼姐姐,是因为她打人。

【**联想记忆图**】

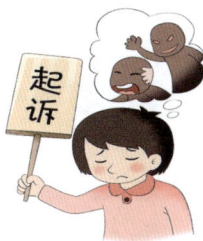

第二节　祛风湿热药

共性是可以祛风除湿、通络止痛、清热消肿，用于治疗风湿热痹、关节红肿热痛。

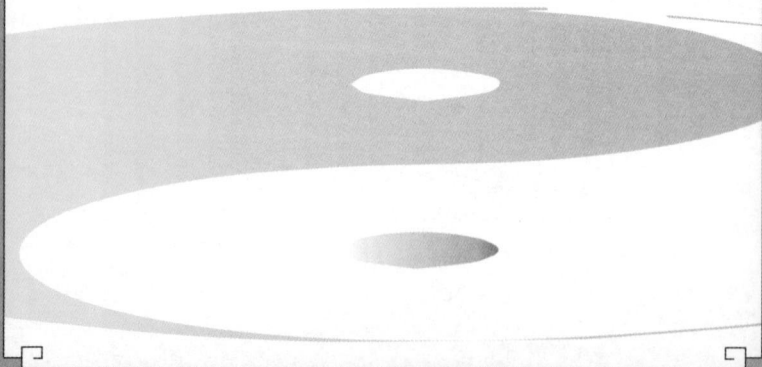

秦艽

【功效】祛风湿,舒筋络,清虚热。

【应用】①风湿痹痛、周身或关节拘挛;②骨蒸潮热;③湿热黄疸;④中风半身不遂等。

【用法用量】3~10g。

【记忆口诀】因秦朝货焦黄而交锋。

【口诀释义】因秦(秦)朝(骨蒸潮热)货焦(艽)黄(黄疸)而交(艽)锋(中风)。

【释义联想】因秦朝的货物变成了焦黄色而双方交锋。

【联想记忆图】

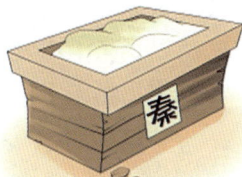

防己

【功效】祛风湿,止痛,利水。

【应用】①风湿痹痛;②水肿、腹水、脚气浮肿。

【用法用量】5~10g。本品苦寒较甚,不宜大量使用,以免损伤胃气。食欲不振及阴虚无湿热者忌用。

【记忆口诀】防水。

【口诀释义】防(防)水(水肿脚气)。

【释义联想】防水。

【联想记忆图】

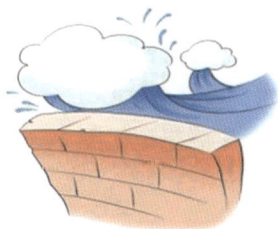

桑枝

【功效】祛风通络。

【应用】①风湿痹痛、四肢拘挛;②水肿。

【用法用量】9~15g。

【记忆口诀】丧水。

【口诀释义】丧(桑)水(水肿)。

【释义联想】因为丧失肢体失血过多,所以丧失了水分。

【联想记忆图】

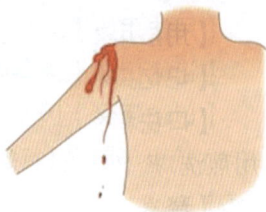

豨莶草

【功效】祛风湿,通经络,清热解毒。

【应用】①风湿痹证,骨节疼痛、四肢麻木、脚弱无力及中风手足不遂等;②痈肿疮毒、湿疹瘙痒。

【用法用量】9~12g。治风湿痹证宜制用,治痈肿、湿疹宜生用。

【记忆口诀】洗疮因嫌痒。

【口诀释义】洗(豨)疮(疮痈肿毒)因嫌(莶)痒(湿疹瘙痒)。

【释义联想】一个人用药水洗疮因为嫌皮肤瘙痒。

【联想记忆图】

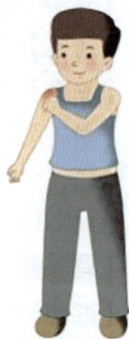

臭梧桐叶

【功效】祛风湿,通经络,平肝。

【应用】①风湿痹痛、肢体麻木、半身不遂;②风疹湿疮;③头痛眩晕,高血压病。

【用法用量】5~15g。研末服,每次 3g。外用适量。

【记忆口诀】稠膏外疹。

【口诀释义】稠(臭)膏(高血压)外(外用煎洗)疹(风疹湿疮)。

【释义联想】将黏稠的膏抹于外面的疹子上。

【联想记忆图】

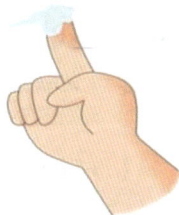

海桐皮

【功效】祛风湿,通经络。

【应用】①风湿痹痛、四肢拘挛、腰膝疼痛;②疥癣、湿疹。

【用法用量】5~15g。外用适量。

【记忆口诀】还痒。

【口诀释义】还(海)痒(疥癣湿疹瘙痒)。

【释义联想】还痛还痒。

【联想记忆图】

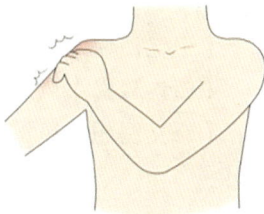

络石藤

【功效】祛风通络,凉血消肿。

【应用】①风湿痹痛、筋脉拘挛;②喉痹、痈肿;③跌仆损伤。

【用法用量】6~12g。

【记忆口诀】络壅堵,使跌仆。

【口诀释义】络(络)壅(喉痹痈肿)堵,使(石)跌仆(跌仆损伤)。

【释义联想】络脉壅堵了,使人跌仆。

【联想记忆图】

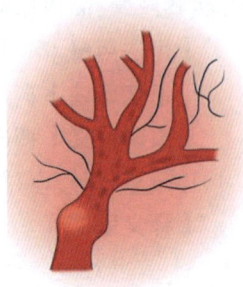

雷公藤

【功效】祛风除湿,活血通络,消肿止痛,杀虫解毒。

【应用】①风湿痹痛、筋脉拘挛;②麻风、顽癣、疥疮、湿疹;③疔疮肿毒。

【用法用量】煎服1~5g,有大毒,需文火煎1~2个小时。外用适量。

【记忆口诀】风雷攻窗。

【口诀释义】风(麻风病)雷(雷公藤)攻(公藤)窗(疔疮)。

【释义联想】风雷都在攻击窗户。

第三节　祛风湿强筋骨药

共性是除祛风湿外,兼有补肝肾、强筋骨的作用。用于风湿日久,肝肾亏虚,腰膝酸软,脚弱无力等。

五加皮

【功效】祛风湿,强筋骨。

【应用】①风湿痹痛、四肢拘挛;②水肿;③腰膝软弱、筋骨痿软、小儿行迟、体虚乏力。

【用法用量】5~10g。

【记忆口诀】无水则家弱。

【口诀释义】无(五)水(水肿)则家(加)弱(腰膝筋骨软弱)。

【释义联想】无水则家庭虚弱。

【联想记忆图】

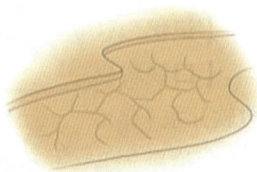

桑寄生

【功效】祛风湿,补肝肾,强筋骨,安胎。

【应用】①风湿痹痛、腰膝酸痛等;②胎漏下血、胎动不安。

【用法用量】9~15g。

【记忆口诀】丧胎。

【口诀释义】丧(桑)胎(胎动不安)。

【释义联想】丧失胎儿。

【联想记忆图】

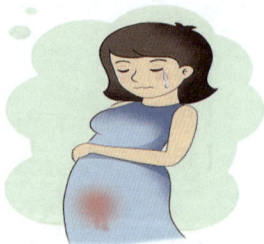

狗脊

【功效】补肝肾,强腰膝,祛风湿。

【应用】①风湿痹病;②腰膝酸软,足膝软弱;③小便不禁、妇女白带过多;④根上的茸毛可以止血,可外贴金疮跌损。

【用法用量】6~12g。有温补固摄作用,所以肾虚有热,小便不利或短涩黄赤、口苦舌干均忌服。

【记忆口诀】狗脊软,系(jì)带致外伤。

【口诀释义】狗(狗)脊软(腰脊酸软),系(脊)带(白带)致外(外用)伤(金疮跌损)。

【释义联想】狗脊梁骨软,所以给它系上带子,但是却导致外伤。

【联想记忆图】

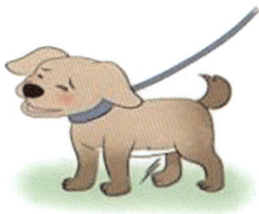

千年健

【功效】祛风湿,健筋骨。

【应用】风湿痹痛、腰膝冷痛、下肢拘挛麻木。

【用法用量】5~10g。

【记忆口诀】共性(风湿痹证)。

雪莲花

【功效】祛风湿,健筋骨,补肾阳,调冲任。

【应用】①风湿痹痛;②阳痿;③月经不调,经闭通经,崩漏带下。

【用法用量】6~12g。

【记忆口诀】雪月敛阳。

【口诀释义】雪(雪)月(月经不调),敛(莲)阳(阳痿)。

【释义联想】月下雪地里练功以收敛阳气。

第五章

化 湿 药

均治疗湿阻中焦之脘腹痞满、呕吐泛酸、大便溏薄、食少体倦、口甘多涎、舌苔白腻。总结为三个口腔症状(呕吐、纳呆、口甘),一个腹部症状(腹胀),一个肛门症状(便溏),加上舌苔脉象。

(教材药物歌诀可以参考:芳香化湿,佩兰藿香,白草蔻果,砂仁朴苍。)

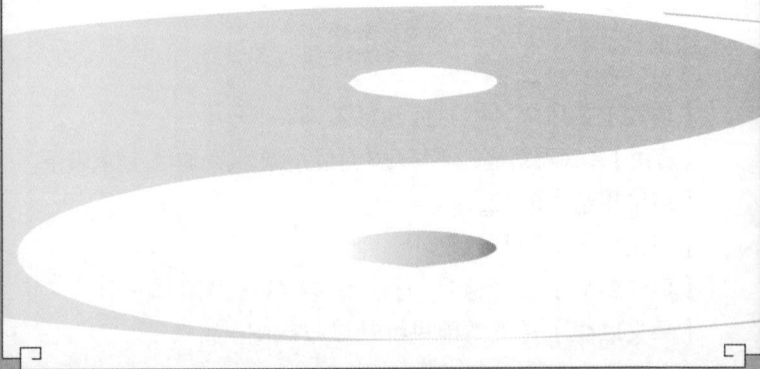

广藿香

【功效】化湿,解暑,止呕。

【应用】①湿阻中焦证;②暑湿证及湿温证初起;③呕吐。

【用法用量】3~10g,鲜品加倍。

【记忆口诀】获藕想暑。

【口诀释义】获(藿)藕(呕吐)想(香)暑(暑湿发热,恶寒头痛,脘痞呕恶,泄泻)。

【释义联想】获得了藕,想起了暑天。

【联想记忆图】

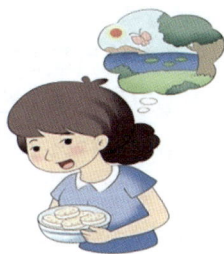

佩兰

【功效】化湿,解暑。

【应用】①湿阻中焦证;②外感暑湿或湿温初起。

【用法用量】3~10g,鲜品加倍。

【记忆口诀】配属。

【口诀释义】配(佩)属(暑湿发热,恶寒头痛,脘痞呕恶,泄泻)。

【释义联想】分配篮子(配篮,佩兰的谐音),作为每一个人的配属。

【联想记忆图】

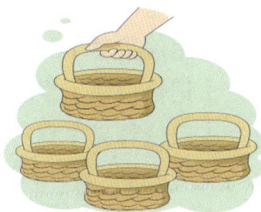

苍术

【功效】燥湿健脾,祛风湿。

【应用】①湿阻中焦证;②风寒湿痹,脚膝肿痛、痿软无力等;③夜盲症及眼目昏涩(如角膜软化症);④风寒夹湿之表证,症见恶寒、发热、头身疼痛、无汗鼻塞。

【用法用量】3~9g。

【记忆口诀】舱壁装盲猪致猪风寒。

【口诀释义】舱(苍)壁(痹证)装盲(夜盲症)猪(术)致猪(术)风寒(风寒表证)。

【释义联想】货舱的隔壁装了目盲的猪导致猪患风寒。

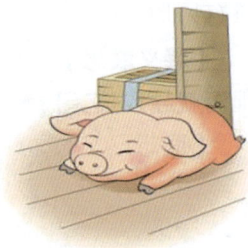

【联想记忆图】

厚朴

【功效】行气,燥湿,消积,平喘。

【应用】①湿阻中焦;②食积、胃肠气滞而致脾胃不和,脘腹胀满;③咳嗽气喘痰多者。

【用法用量】3~10g。

【记忆口诀】猴胀猴喘。

【口诀释义】猴(厚)胀(食积气滞,脘腹胀满)猴(厚)喘(喘咳)。

【释义联想】猴子胀,是因为猴子患了哮喘。

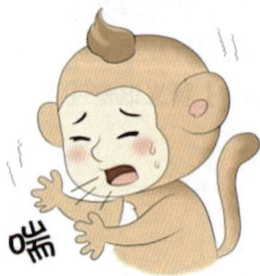

【联想记忆图】

砂仁

【功效】化湿,行气,温中,安胎。

【应用】①湿阻中焦及脾胃气滞之证;②脾寒泄泻;③妊娠恶阻,胎动不安。

【用法用量】3~6g。入汤剂宜后下。

【记忆口诀】傻泻杀胎。

【口诀释义】傻(砂)泻(脾寒泄泻)杀(砂)胎(胎动不安)。

【释义联想】经验不足,仅仅是频繁泄泻就导致杀了胎儿,实在太傻。

【联想记忆图】

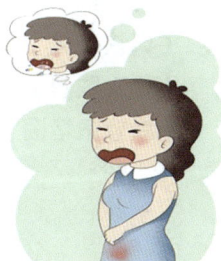

豆蔻

【功效】化湿,行气,温中,止呕,开胃消食。

【应用】①湿阻中焦及脾胃气滞证;②呕吐;③湿温初起;④食积不化。

【用法用量】3~6g。入汤剂宜后下。

【记忆口诀】都温都呕都食积。

【口诀释义】都(豆)温(湿温初起)都(豆)呕(呕吐)都(豆)食积(食积不化)。

【释义联想】都患了湿温都恶心呕吐都有食积。

草豆蔻

【**功效**】燥湿,温中,行气。

【**应用**】寒湿阻滞脾胃,脘腹胀满疼痛,及呕吐、泄泻等。

【**用法用量**】3~6g。入汤剂宜后下。

【**记忆口诀**】都是藕(湿阻中焦)。

【**口诀释义**】都(豆)是藕(呕吐)。

【**释义联想**】都是藕。

【**联想记忆图**】

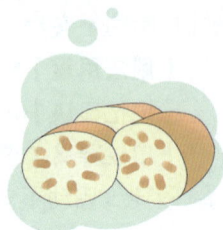

草果

【**功效**】燥湿,温中,截疟。

【**应用**】①寒湿阻滞脾胃,脘腹胀满、疼痛、吐泻等;②疟疾。

【**用法用量**】3~6g。

【**记忆口诀**】操虐行。

【**口诀释义**】操(草)虐(疟疾)行。

【**释义联想**】做了暴虐的行为。

【**联想记忆图**】

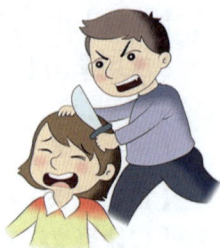

第六章

利水渗湿药

均治疗水肿、淋病、痰饮、湿温、黄疸、湿疮、小便不利等。

（教材所含药物歌诀可以参考：利水渗湿，泽薏车茯；金灯通草，海沙滑猪；石萆木通，萹瞿葵葫；泽漆小豆，茵瓜地肤。

二级歌诀即每一句的字头："历尽湿泽"或"利金石泽"。）

第一节 利水消肿药

共性是均可以利水消肿，治疗水肿。

茯苓

【功效】利水渗湿,健脾,安神。

【应用】①小便不利、水肿及停饮等水湿证;②脾虚证;③心悸、失眠;④痰饮。

【用法用量】10~15g。用于安神,可以朱砂拌用,处方写朱茯苓或朱衣茯苓。

【记忆口诀】父泻父眠致伏痰。

【口诀释义】父(茯)泻(脾虚泄泻)父(茯)眠(心悸失眠)致伏(茯)痰(痰饮)。

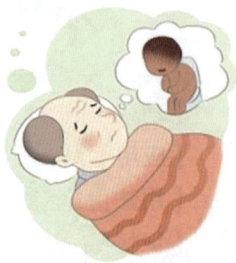

【释义联想】父亲因为腹泻很疲乏,所以睡眠了,导致产生伏痰。

【联想记忆图】

薏苡仁

【功效】利水渗湿,健脾,除痹,清热排脓。

【应用】①小便不利、水肿、脚气;②脾虚泄泻;③风湿痹痛,筋脉挛急;④肺痈、肠痈。

【用法用量】9~30g。本品力缓,用量须大,宜久服。健脾炒用,其余生用。除入汤剂、丸散外,亦可作羹或与粳米煮粥、饭食用,为食疗佳品。

【记忆口诀】医臂已痈致人泻。

【口诀释义】医(薏)臂(痹证)已(苡)痈(肺痈、肠痈)致人(仁)泻(脾虚泄泻)。

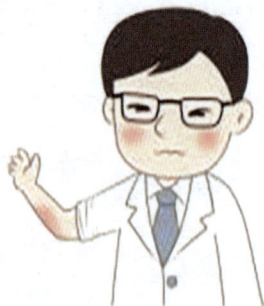

【释义联想】医生的胳臂已经患了痈疮,导致本人患泄泻。

【联想记忆图】

猪苓

【功效】利水渗湿。

【应用】小便不利、水肿、泄泻、淋浊、带下等。

【用法用量】6~12g。

【记忆口诀】共性（水肿）。

泽泻

【功效】利水渗湿，泄热。

【应用】①小便不利、水肿、泄泻、痰饮；②淋证、带下；③遗精。

【用法用量】6~10g。

【记忆口诀】责吝啬致懈怠泻精。

【口诀释义】责（泽）吝（淋证）啬致懈（泻）怠（带下）泻（泻）精（遗精）。

【释义联想】父母斥责孩子吝啬，导致孩子懈怠、泻精。

冬瓜皮

【功效】利水消肿。

【应用】①水肿；②暑热烦渴。

【用法用量】9~30g。

【记忆口诀】冻薯。

【口诀释义】冻（冬）薯（暑热烦渴）。

【释义联想】冻了的红薯。

冬瓜子

【功效】清肺化痰,利湿排脓。

【应用】①肺热咳嗽;②肺痈、肠痈;③白浊、带下。

【用法用量】10~15g。

【记忆口诀】冬痈需瓜子壳和带子。

【口诀释义】冬(冬)痈(肺痈、肠痈)需瓜子(瓜子)壳(肺热咳嗽)和带(白浊、带下)子(子)。

【释义联想】治疗冬天得的痈,需用瓜子壳治疗和外覆带子。

【联想记忆图】

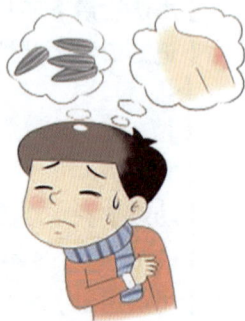

玉米须

【功效】利尿消肿,利湿退黄。

【应用】①小便不利、水肿、淋证等;②黄疸。

【用法用量】30~60g。

【记忆口诀】玉皇。

【口诀释义】玉(玉)皇(黄疸)。

【释义联想】玉皇大帝。

【联想记忆图】

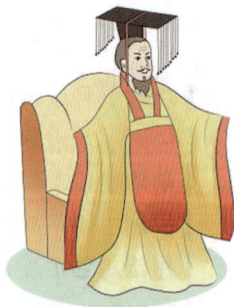

香加皮

【**功效**】利水消肿,祛风湿,强筋骨。

【**应用**】①小便不利、水肿;②风湿痹证,筋骨痿软。

【**用法用量**】煎服 3~6g。本品有毒,不宜过量。可浸酒或入丸、散,酌量。

【**记忆口诀**】镶璧玉。

【**口诀释义**】镶(香)璧(痹证)玉。

【**释义联想**】镶嵌着璧玉。

葫芦

【**功效**】利水消肿。

【**应用**】①水肿、腹水、小便不利、淋证;②黄疸。

【**用法用量**】15~30g。

【**记忆口诀**】虎皇。

【**口诀释义**】虎(葫)皇(黄疸)。

【**释义联想**】老虎之皇。

枳椇子

【**功效**】利水消肿,解酒毒。

【**应用**】①水肿;②醉酒。

【**用法用量**】10~15g。

【**记忆口诀**】知罪。

【**口诀释义**】知(枳)罪(醉酒)。

【**释义联想**】知罪了。

第二节　利尿通淋药

共性是均可以利尿通淋，治疗热淋、血淋、石淋、膏淋、小便短赤。

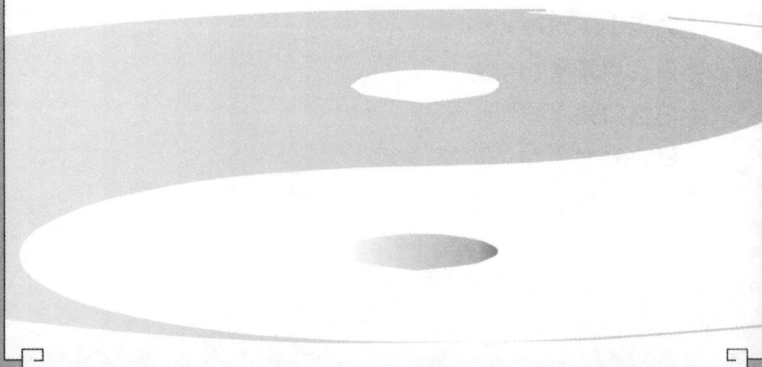

车前子

【功效】利水通淋,止泻,清肝明目,清肺化痰。

【应用】①小便不利、水肿、淋病;②暑湿泄泻;③目赤、内障、视物昏暗;④肺热咳嗽痰多。

【用法用量】9~15g,布包入汤剂。

【记忆口诀】车卸千木和壳子。

【口诀释义】车(车)卸(泄泻)千(前)木(目赤视物昏暗)和壳(肺热咳嗽)子。

【释义联想】车上卸载了数以千计的木头和装木头的壳子。

【联想记忆图】

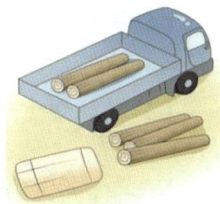

滑石

【功效】利水通淋,清解暑热。

【应用】①小便不利,淋沥涩痛;②暑热烦渴、湿温胸闷、湿热泄泻;③湿疮、湿疹、痱子等皮肤病。

【用法用量】10~20g。外用适量。

【记忆口诀】化热蚀疮。

【口诀释义】化(滑)热(暑热烦渴,泄泻)蚀(石)疮(湿疮、湿疹、痱子)。

【释义联想】滑石可以化热,还可以腐蚀疮。

【联想记忆图】

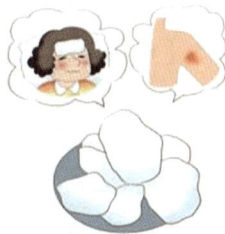

木通

【功效】利水通淋,泄热,通乳。

【应用】①膀胱湿热,小便短赤、淋沥涩痛,或心火上炎,口舌生疮、心烦尿赤;②产后乳汁不多;③湿热痹证。

【用法用量】3~6g。本品用量不宜过大。孕妇慎用。

【记忆口诀】母必通乳。

【口诀释义】母(木)必(湿热痹证)通(通)乳(产后乳少)。

【释义联想】母亲必须保持母乳通畅。

【联想记忆图】

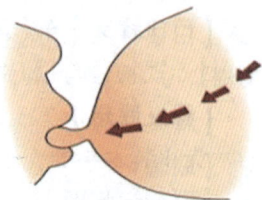

通草

【功效】清热利水,通乳。

【应用】①小便不利,淋沥涩痛,及湿温病湿热内蕴,小便短赤;②产后乳汁不多。

【用法用量】3~5g。孕妇慎用。

【记忆口诀】通乳。

【口诀释义】通(通)乳(产后乳少)。

【释义联想】产后乳汁不足,喝猪蹄汤来通乳。

【联想记忆图】

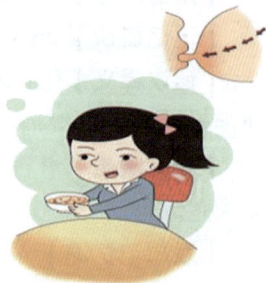

瞿麦

【**功效**】利水通淋。

【**应用**】①小便短赤,淋漓涩痛;②瘀滞经闭。

【**用法用量**】9~15g。孕妇忌用。

【**记忆口诀**】渠月。

【**口诀释义**】渠(瞿)月(月经经闭瘀滞)。

【**释义联想**】渠中倒映的月亮。

【**联想记忆图**】

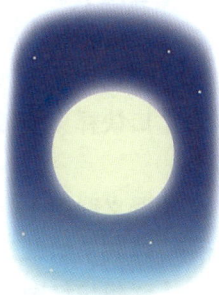

萹蓄

【**功效**】利水通淋,杀虫止痒。

【**应用**】①小便短赤,淋漓涩痛;②皮肤湿疹、阴痒带下、虫积腹痛等症。

【**用法用量**】9~15g,外用适量。

【**记忆口诀**】变痒。

【**口诀释义**】变(萹)痒(湿疹阴痒)。

【**释义联想**】人身体变虚(变虚,萹蓄的谐音),才瘙痒。

【**联想记忆图**】

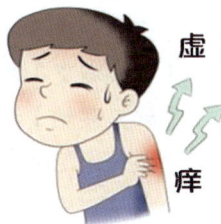

虚

痒

地肤子

【**功效**】清热利水,止痒。

【**应用**】①小便不利,淋沥涩痛;②皮肤湿疮瘙痒。

【**用法用量**】9~15g。外用适量。

低
氧

【**记忆口诀**】低氧。

【**口诀释义**】低(地)氧(湿疮瘙痒)。

【**释义联想**】附子长得低矮(低附子,地肤子的谐音),是因为低氧。

【**联想记忆图**】

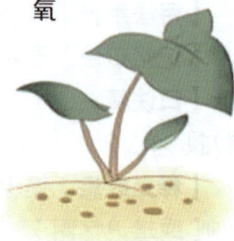

海金沙

【**功效**】利水通淋。

【**应用**】①热淋、砂淋、血淋、膏淋等症;②脾湿太过,通身肿满之症。

【**用法用量**】6~15g,布包入煎。

【**记忆口诀**】海水。

【**口诀释义**】海(海)水(水肿)。

【**释义联想**】海水。

【**联想记忆图**】

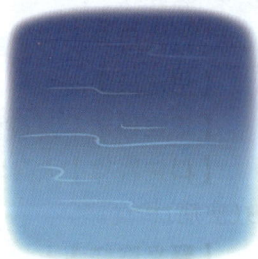

石苇

【功效】利水通淋,止咳。

【应用】①热淋、石淋、血淋及水肿等;②肺热咳嗽气喘;③崩漏、吐血、衄血等。

【用法用量】6~12g。

【记忆口诀】嗜咳畏血。

【口诀释义】嗜(石)咳(肺热咳嗽气喘)畏(苇)血(崩漏、吐血、衄血)。

【释义联想】嗜咳不要紧,但是畏惧咯血。

【联想记忆图】

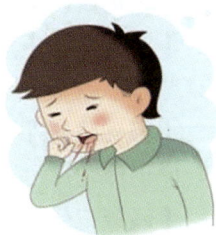

萆薢

【功效】利湿浊,祛风湿。

【应用】①膏淋,见小便混浊、色白如米泔,妇女白带属于湿胜者;②风湿痹痛、腰痛。

【用法用量】9~15g。

【记忆口诀】必带 BB 机。

【口诀释义】必(萆)带(白带)B(萆)B(痹痛)机。

【释义联想】出门必须带着 BB 机。

【联想记忆图】

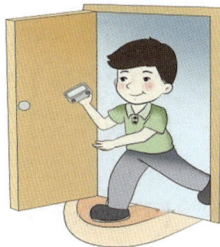

冬葵子

【**功效**】利水通淋,下乳,润肠。

【**应用**】①小便不利、水肿、淋漓涩痛;②乳汁不行,乳房胀痛;③大便燥结。

【**用法用量**】3~9g。孕妇慎用。

【**记忆口诀**】动蜜仍亏乳。

【**口诀释义**】动(冬)蜜(便秘)仍亏(葵)乳(产后乳少及乳房胀痛)。

【**释义联想**】动用了蜂蜜补充营养,但仍然乳汁亏少。

【**联想记忆图**】

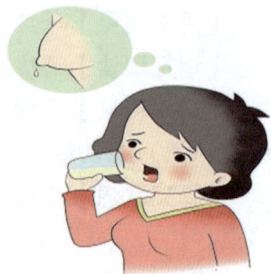

灯心草

【**功效**】利水通淋,清心除烦。

【**应用**】①热证小便不利、淋漓涩痛;②心热烦躁、小儿夜啼、惊痫;③外用吹喉,可治喉痹。

【**用法用量**】1~3g,或入丸散。治心烦惊痫,朱砂拌用,处方写朱灯心。外用煅存性研末。

【**记忆口诀**】等猴心烦要提薪。

【**口诀释义**】等(灯)猴(喉痹)心(心)烦(烦躁)要提(婴儿夜啼)薪(心)。

【**释义联想**】猎人等待猴子出现等得心烦,要求提薪。

【**联想记忆图**】

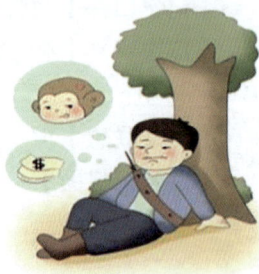

第三节　利湿退黄药

共性是清热利湿,利胆退黄,治疗湿热黄疸。

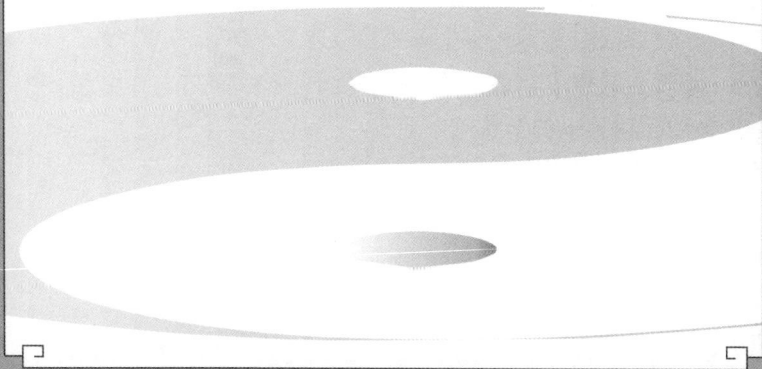

茵陈蒿

【功效】清利湿热,退黄疸。

【应用】①黄疸;②湿温暑湿;③湿疮瘙痒,流黄水。

【用法用量】6~15g。

【记忆口诀】银窗晨黄耗温度。

【口诀释义】银(茵)窗(湿疮瘙痒)晨(陈)黄(黄疸)耗(蒿)温(湿温暑湿)度。

【释义联想】银色的窗户在早晨发黄可以消耗温度。

【联想记忆图】

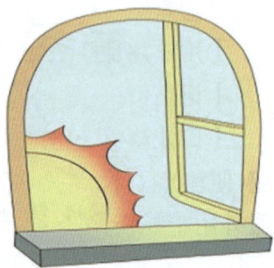

金钱草

【功效】利水通淋,除湿退黄,解毒消肿。

【应用】①热淋、砂淋、石淋;②湿热黄疸;③恶疮肿毒、毒蛇咬伤。

【用法用量】15~60g,鲜者加倍。外用适量。

【记忆口诀】金黄之浅疮因前林中有草蛇。

【口诀释义】金(金)黄(黄疸)之浅(钱)疮(疮痈肿毒)因前(钱)林(淋)中有草(草)蛇(毒蛇咬伤)。

【释义联想】金黄色的浅疮,是因为被前面树林里的草蛇咬了。

【联想记忆图】

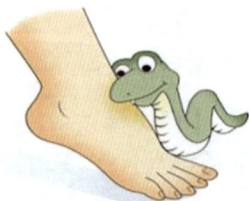

虎杖【 别名：阴阳莲、大叶蛇总管 】

【功效】活血定痛，清热利湿，解毒，化痰止咳。

【应用】①经闭、风湿痹痛、跌打损伤等症；②湿热黄疸及淋浊带下等症；③水火烫伤，以及疮痈肿毒、毒蛇咬伤等；④肺热咳嗽；⑤热结便秘；⑥胆石症及尿路结石。

【用法用量】9~15g。外用适量。孕妇忌服。

【记忆口诀】虎皇忽淋忽秘，杖疮长壳胀舌。

【口诀释义】虎(虎)皇(黄疸)忽(虎)淋(淋浊带下)忽(虎)秘(便秘)，杖(杖)疮(疮痈肿毒)长(杖)壳(肺热咳嗽)胀(杖)舌(内服外用于蛇伤)。

【释义联想】虎皇忽而患淋证，忽而患便秘，被杖击打出了疮，疮上的壳胀着舌头。

【联想记忆图】

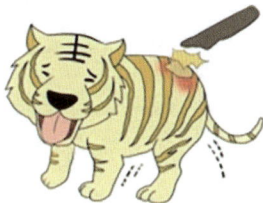

垂盆草

【功效】清热解毒，利湿。

【应用】①痈肿疮疡、毒蛇咬伤及水火烫伤等；②湿热黄疸，小便不利之症。

【用法用量】15~30g。

【记忆口诀】捶折的黄盆能烫草。

【口诀释义】捶(垂)折(内服外用蛇伤)的黄(黄疸)盆(盆)能烫(烫伤)草(草)。

【释义联想】被捶折了的黄盆能用来烫草。

【联想记忆图】

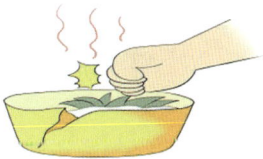

第七章

温 里 药

治疗一为寒邪内侵,脘腹冷痛,呕吐泻痢(外);一为阳气衰弱,面色苍白,畏寒肢冷,小溲清长,舌淡苔白,脉沉细(内);一为大汗亡阳,四肢逆冷,脉微欲绝(亡阳)。(记忆一为中焦,一为四末,一为皮肤汗出,为从内到外的顺序。)

(教材所含药物歌诀可以参考:茴香胡椒附肉良,吴丁花细荜澄姜。)

附子

【功效】回阳救逆,补火助阳,散寒止痛。

【应用】①亡阳证,症见冷汗自出、四肢厥逆、脉微欲绝;②阳虚证;③痹痛。

【用法用量】3~15g。入汤剂应先煎 30~60 分钟以减弱其毒性。

【使用注意】孕妇忌用。

【记忆口诀】父王复辟。

【口诀释义】父(附)王(亡阳证)复(附)辟(痹证)。

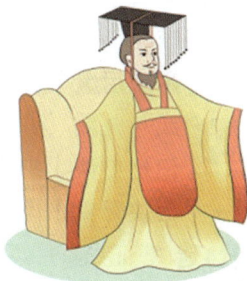

【释义联想】父王复辟了。

【联想记忆图】

干姜

【功效】温中,回阳,温肺化饮。

【应用】①脾胃寒证,症见脘腹冷痛、呕吐泄泻等;②亡阳证;③寒饮伏肺,见咳嗽气喘、形寒背冷、痰多清稀。

【用法用量】3~10g。孕妇慎用。

【记忆口诀】柑王干谈。

【口诀释义】柑(干)王(亡阳证)干(干)谈(寒饮伏肺痰多)。

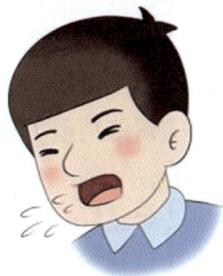

【释义联想】柑子产量大王干谈种植经验。

【联想记忆图】

肉桂

【功效】补火助阳,散寒止痛,温通经脉。

【应用】①肾阳不足,命门火衰,见畏寒肢冷、腰膝软弱、阳痿、尿频及脾肾阳衰,见脘腹冷痛、食少便溏;②寒凝诸痛如脘腹冷痛、胸痹心痛、寒疝腹痛、寒湿痹痛、腰痛;③寒凝血瘀证之经闭、痛经、产后腹痛、恶露不尽等及阴疽;④气衰血少之症。

【用法用量】煎服1~5g。入汤剂应后下。研末冲服,每次1~2g,或入丸散。阴虚火旺,里有实热,血热妄行者及孕妇忌用。

【记忆口诀】肉驹规避越轨。

【口诀释义】肉(肉)驹(阴疽)规(桂)避(痹证)越(月经闭、痛经)轨(桂)。

【释义联想】赛马场里很多马都越出了自己的轨道,只有肉乎乎的小马驹规避了越出轨道的情况。

【联想记忆图】

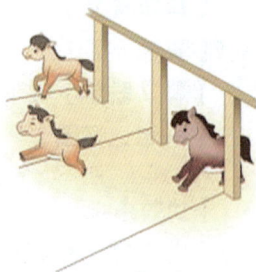

吴茱萸

【功效】散寒止痛,疏肝下气,燥湿。

【应用】①寒滞肝经之脘腹冷痛、疝痛、头痛及虚寒泄泻;②虚寒泄泻;③呕吐吞酸。

【用法用量】煎服2~5g。外用适量。不宜多用久服,阴虚有热者忌用。

【记忆口诀】无懈地煮藕。

【口诀释义】无(吴)懈(虚寒泄泻)地煮(茱)藕(呕吐吞酸)。

【释义联想】毫无懈怠地煮藕。

【联想记忆图】

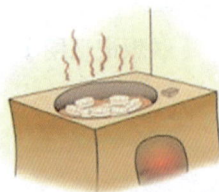

小茴香

【功效】祛寒止痛,理气和胃。

【应用】①寒疝疼痛、睾丸偏坠等症;②寒证腹痛、胃寒呕吐食少、脘腹胀痛等症。

【用法用量】3~6g。外用适量。

【记忆口诀】挥扇。

【口诀释义】挥(茴)扇(寒疝疼痛)。

【释义联想】挥动扇子。

【联想记忆图】

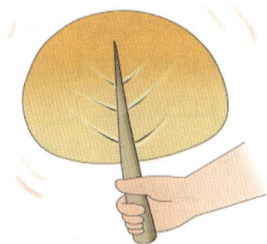

丁香

【功效】温中降逆,温肾助阳。

【应用】①胃寒呕吐、呃逆以及少食、腹泻等;②肾阳不足所致的阳痿、脚弱。

【用法用量】1~3g。畏郁金。

【记忆口诀】钉杨树。

【口诀释义】钉(丁)杨(阳痿)树。

【释义联想】钉杨树。

【联想记忆图】

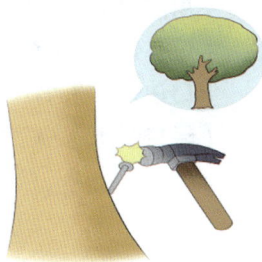

花椒【别名:川椒】

【功效】温中,止痛,杀虫。

【应用】①脾胃虚寒,脘腹冷痛、呕吐、泄泻等;②阴痒、湿疹瘙痒、虫积腹痛。

【用法用量】3~6g。外用适量。

【记忆口诀】滑仰倒了。

【口诀释义】滑(花)仰(阴痒,湿疹瘙痒,虫积腹痛)倒了。

【释义联想】滑仰倒了。

【联想记忆图】

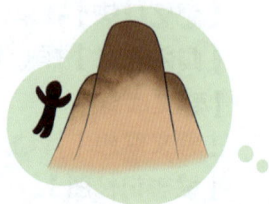

高良姜

【功效】温中止痛。

【应用】①胃寒腹痛;②胃寒呕吐。

【用法用量】3~6g。

【记忆口诀】搞吐了。

【口诀释义】搞(高)吐(胃寒呕吐)了。

【释义联想】搞工作累得呕吐了。

胡椒

【功效】温中止痛。

【应用】肠胃有寒,脘腹疼痛、呕吐泄泻。

【用法用量】2~4g;研粉吞服每次 0.6~1.5g。外用适量。

【记忆口诀】共性。

荜茇

【功效】温中止痛。

【应用】①胃寒呕吐、呃逆，及腹痛、泄泻；②头痛、胸痹心痛、牙痛。

【用法用量】1~3g。外用适量，研末塞龋齿孔中。

【记忆口诀】避痛。

【口诀释义】避(荜)痛(头痛、胸痹心痛、牙痛)。

【释义联想】避开疼痛。

荜澄茄

【功效】温中止痛。

【应用】①胃寒疼痛、呕吐、呃逆；②寒证小便不利及小儿寒湿郁滞引起的小便浑浊。

【用法用量】1~3g。

【记忆口诀】避癃闭。

【口诀释义】避(荜)癃闭(寒证癃闭)。

【释义联想】避免癃闭。

【联想记忆图】

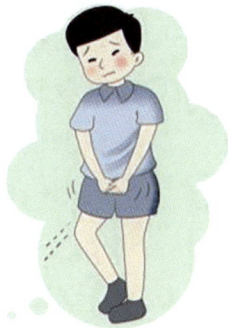

第八章

理 气 药

每一个理气药都可以从肝、脾论其行气之功能;部分理气药可以从肺论其行气之功能,需要单独记忆。肝气郁滞则胁肋疼痛、胸闷不舒、疝气疼痛,乳房胀痛或结块,月经不调;脾胃气滞则脘腹胀满疼痛、嗳气反酸、恶心呕吐、便秘或腹泻;肺失宣降则胸闷不畅、咳嗽气喘。

(教材药物歌诀可以参考:理气枳实,橘青二皮;香附橼佛,薤刀松蒂;青木沉檀,乌娑楝荔;八月枸橘,九香玫绿。)

橘皮【别名：陈皮、广陈皮、新会皮】

【功效】理气，调中，燥湿，化痰。

【应用】①脾胃气滞所致的脘腹胀满、嗳气、恶心呕吐等症；②呕吐、呃逆因痰湿阻滞或胃虚有热；③湿痰胸闷咳喘。

【用法用量】3~10g。舌赤少津、内有实热者须慎用。

【记忆口诀】巨壳巨偶。

【口诀释义】巨(橘)壳(咳嗽湿痰，胸闷咳喘)巨(橘)偶(呕吐、呃逆)。

【释义联想】一只有巨大甲壳的巨大玩偶。

【联想记忆图】

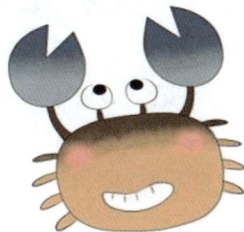

青皮

【功效】疏肝破气，散结消滞。

【应用】①肝气郁滞所致的胁肋胀痛、乳房胀痛及疝气疼痛等症；②食积不化；③气滞血瘀所致的癥瘕积聚，以及久疟痞块等。

【用法用量】3~10g。本品性烈耗气，气虚者当慎用。

【记忆口诀】请食清蒸菜。

【口诀释义】请(青)食(食积)清(青)蒸(癥瘕)菜。

【释义联想】请食用清蒸菜。

【联想记忆图】

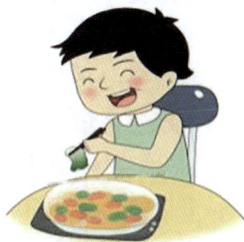

枳实

【**功效**】破气消积,化痰除痞。

【**应用**】①食积停滞,腹痛便秘,以及泻痢不畅,里急后重之症;②痰浊阻塞气机,胸脘痞满之症;③胃扩张、胃下垂、脱肛、子宫脱垂等。

【**用法用量**】3~10g,大剂量可用 15g。脾胃虚弱及孕妇慎用。

【**记忆口诀**】只谈捶实。

【**口诀释义**】只(枳)谈(胸脘痞满,痰浊阻滞)捶(胃下垂、子宫脱垂、脱肛)实(实)。

【**释义联想**】建筑时只谈如何将地基捶实。

【**联想记忆图**】

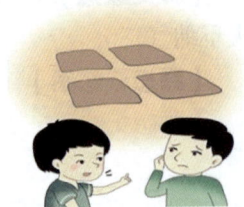

木香

【**功效**】行气,调中,止痛。

【**应用**】①脾胃气滞所致的食欲不振、食积不化、脘腹胀痛、肠鸣泄泻及下痢腹痛、里急后重等症;②大肠气滞,泻痢后重,为治疗湿热泻痢、里急后重的要药;③胁肋疼痛,黄疸。

【**用法用量**】3~6g。生用专行气滞,煨熟用以止泻。本品辛温香燥,凡阴虚火旺者慎用。

【**记忆口诀**】木屑镶黄边。

【**口诀释义**】木(木)屑(泻痢后重)镶(香)黄(胁肋疼痛,黄疸)。

【**释义联想**】木屑镶着黄边。

【**联想记忆图**】

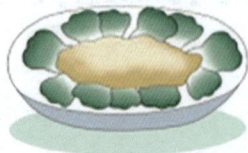

沉香

【功效】行气止痛,降逆调中,温肾纳气。

【应用】①寒凝气滞,胸腹胀闷作痛之症;②胃寒呕吐、呃逆等症;③下元虚冷,肾不纳气之虚喘,以及痰饮咳喘,上盛下虚之证。

【用法用量】1~5g,研末冲服,亦可用原药磨汁服。本品辛温助热,阴虚火旺者慎用。

【记忆口诀】晨喘想呕。

【口诀释义】晨(沉)喘(喘之下元虚冷,肾不纳气)想(香)呕(胃寒呕吐)。

【释义联想】早晨起来喘憋,甚则想呕。

【联想记忆图】

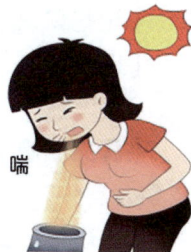

檀香【别名:白檀香】

【功效】理气调中,散寒止痛。

【应用】寒凝气滞所致的胸腹疼痛及胃寒作痛、呕吐清水等症。

【用法用量】2~5g。或入丸散。

【记忆口诀】谈心腹痛。

【口诀释义】谈(檀)心腹痛(心腹痛)。

【释义联想】谈论心腹痛。

【联想记忆图】

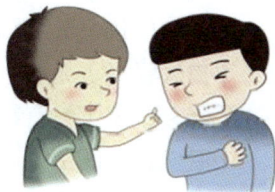

川楝子【别名:金铃子】

【功效】行气止痛,杀虫,疗癣。

【应用】①肝气郁滞或肝胃不和所致的胁肋作痛、脘腹疼痛以及疝气痛等症;②虫积腹痛;③头癣。

【用法用量】5~10g。有小毒。外用适量。本品味苦性寒,凡脾胃虚寒者不宜用。

【记忆口诀】穿重(chóng)以敛癣。

【口诀释义】穿(川)重(虫积)以敛(楝)癣(头癣)。

【释义联想】衣服穿重了以收敛皮癣。

【联想记忆图】

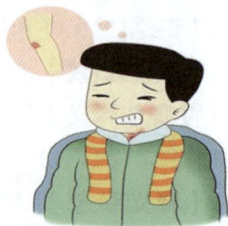

乌药【别名:台乌药】

【功效】行气止痛,温肾散寒。

【应用】①寒郁气滞所致的胸闷、胁痛、脘腹胀痛、寒疝腹痛及痛经等症;②肾阳不足,膀胱虚寒引起的小便频数及遗尿。

【用法用量】6~10g。

【记忆口诀】无荽(suī)。

【口诀释义】无(乌)荽(尿频遗尿)。

【释义联想】没有胡荽(香菜)。

【联想记忆图】

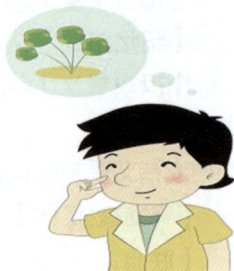

荔枝核

【功效】理气止痛,祛寒散滞。

【应用】①厥阴肝经寒凝气滞所致的疝痛,睾丸肿痛等症;②肝气郁滞、胃脘久痛及妇人气滞血瘀所致的经前腹痛或产后腹痛等症。

【用法用量】5~10g。

【记忆口诀】立疝致痛。

【口诀释义】立(荔)疝(疝)致(枝)痛(腹痛之妇人经前产后腹痛及肝郁胃痛)。

【释义联想】站立时疝气发作导致疼痛。

【联想记忆图】

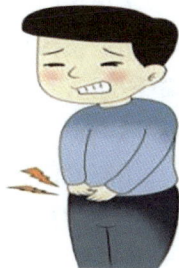

香附

【功效】疏肝理气,调经止痛。

【应用】①肝气郁滞所致的胁肋作痛、脘腹胀痛及疝痛等;②月经不调、痛经及乳房胀痛等症。

【用法用量】6~10g。

【记忆口诀】湘女。

【口诀释义】湘(香)女(妇科要药,治妇女病月经不调、痛经、乳房胀痛)。

【释义联想】湘女。

【联想记忆图】

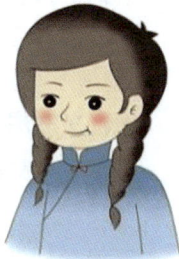

佛手

【功效】疏肝,理气,和中,化痰。

【应用】①肝郁气滞所致的胁痛、胸闷;②脾胃气滞所致的脘腹胀满、胃痛纳呆、嗳气呕恶等症;③咳嗽痰多之症。

【用法用量】3~10g。

【记忆口诀】佛坛需守卫。

【口诀释义】佛(佛)坛(痰多咳嗽)需守(手)卫(胃痛纳呆、脘腹胀满、嗳气呕恶)。

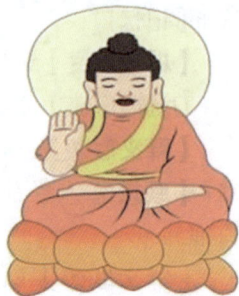

【释义联想】佛坛需守卫。

【联想记忆图】

薤白

【功效】通阳散结,行气导滞。

【应用】①寒痰湿浊凝滞于胸中,阳气不得宣通所致的胸闷作痛或兼见喘息、咳唾的胸痹;②胃痞气滞,泻痢后重。

【用法用量】5~10g。气虚无滞者及胃弱纳呆、不耐蒜味者不宜用。

【记忆口诀】泻利泻胸痹了。

【口诀释义】泻(薤)利(泻利)泻(薤)胸痹了(胸痹)。

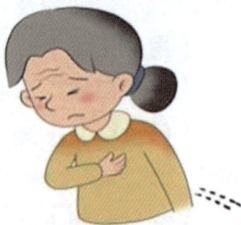

【释义联想】泻利诱发了胸痹。

【联想记忆图】

刀豆

【**功效**】降气止呃，温肾助阳。

【**应用**】①中焦虚寒之呃逆，呕吐；②肾虚腰痛。

【**用法用量**】6~9g。

【**记忆口诀**】吐到腰刀上。

【**口诀释义**】吐（呃逆、呕吐）
到（刀）腰（肾阳虚腰痛）刀（刀）上。

【**释义联想**】吐到腰刀上。

【**联想记忆图**】

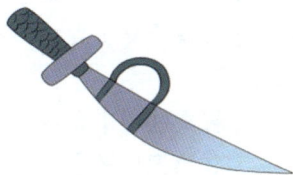

甘松

【**功效**】行气止痛，开郁醒脾。

【**应用**】①思虑伤脾或寒郁气滞引起的胸闷腹胀，不思饮
食及胃脘疼痛等症；②脚气肿毒。

【**用法用量**】3~6g。外用适量。

【**记忆口诀**】干脚气。

【**口诀释义**】干（甘）脚气（脚气）。

【**释义联想**】干脚气。

【**联想记忆图**】

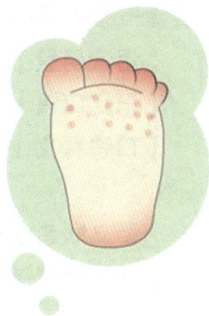

柿蒂

【功效】降气止呃。

【应用】胃失和降所致的呃逆之症。

【用法用量】5~10g。

【记忆口诀】食藕。

【口诀释义】食(柿)藕(呕逆之胃失和降)。

【释义联想】食藕。

【联想记忆图】

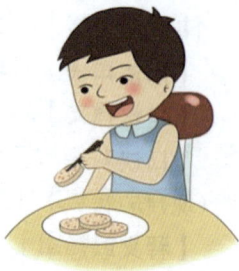

香橼

【功效】疏肝,理气,和中,化痰。

【应用】①肝失疏泄、脾胃气滞所致的胸闷、胁痛、脘腹胀痛、嗳气食少及呕吐等症;②痰湿壅滞、咳嗽痰多之症。

【用法用量】3~10g。

【记忆口诀】香坛。

【口诀释义】香(香)坛(痰多咳嗽)。

【释义联想】香坛。

【联想记忆图】

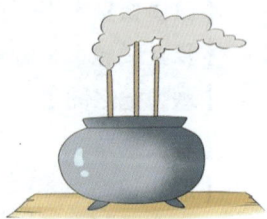

玫瑰花

【功效】行气解郁，和血散瘀。

【应用】①肝胃不和所致的胁痛脘闷、胃脘胀痛等症；②月经不调、经前乳房胀痛，以及损伤瘀痛等症。

【用法用量】3~6g。

【记忆口诀】每月跪伤。

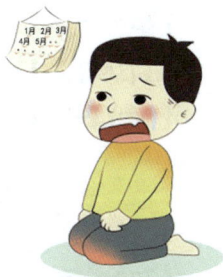

【口诀释义】每(玫)月(月经不调)跪(瑰)伤(外伤)。

【释义联想】每月跪伤。

【联想记忆图】

梅花【别名：绿萼梅、绿梅花、白梅花、红梅花】

【功效】疏肝解郁，理气和胃。

【应用】①肝胃气机郁滞所致的胁肋胀痛、脘闷嗳气、胃脘疼痛、纳食不香等症；②痰气交阻所致的梅核气，咽中似有物作梗之症。

【用法用量】3~5g。

【记忆口诀】梅核气。

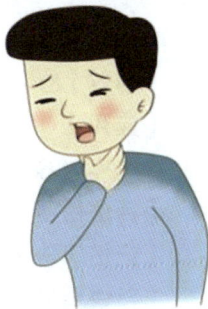

【口诀释义】梅核气(梅核气)。

【释义联想】梅核气。

【联想记忆图】

大腹皮

【功效】行气宽中,利水消肿。

【应用】①胃肠气滞证;②水肿,脚气肿痛。

【用法用量】5~10g。

【记忆口诀】大水。

【口诀释义】大(大)水(水肿)。

【释义联想】发大水。

娑罗子【别名:苏罗子,开心果】

【功效】疏肝理气,宽中和胃。

【应用】肝胃气滞所致的胸闷胁痛、胃痛腹胀,以及妇女经前乳房胀痛等症。

【用法用量】3~9g。

【记忆口诀】共性。

九香虫

【功效】行气止痛,温肾助阳。

【应用】①寒郁中焦或肝胃不和所致的脘闷腹胀、胁肋作痛、胃脘疼痛等症;②肾阳不足之阳痿、腰膝酸痛症。

【用法用量】3~9g。阴虚内热者忌用。

【记忆口诀】九羊九妖。

【口诀释义】九(九)羊(阳痿)九(九)妖(肾虚腰痛)。

【释义联想】九只羊修炼成了九只妖怪。

【联想记忆图】

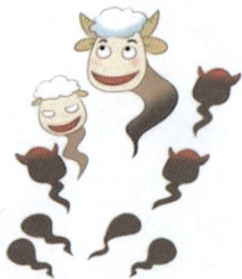

116

第九章

消 食 药

都治疗食积。

[教材药物歌诀可以参考:消食化积,神曲山楂;莱菔内金,麦芽稻芽(谷芽)。]

神曲【别名:六神曲】

【功效】消食和胃。

【应用】①食积不化,脘腹胀满、不思饮食及肠鸣泄泻等症;②丸剂中有金石药品,难于消化吸收者,可用神曲糊丸以助消化。

【用法用量】5~15g。

【记忆口诀】共性(食积)。

山楂

【功效】消食化积,活血散瘀。

【应用】①食滞不化,肉积不消,脘腹胀满,腹痛泄泻等症;②瘀血证之产后瘀阻腹痛、恶露不尽、痛经经闭等;③泄泻痢疾。

【用法用量】9~12g。

【记忆口诀】山泻因炸淤。

【口诀释义】山(山)泻(泄泻痢疾)因炸(楂)淤(瘀血证)。

【释义联想】因为炸开淤堵之处而导致山体倾泻而下。

【联想记忆图】

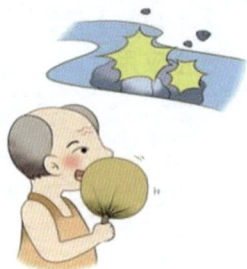

莱菔子

【功效】消食化积,降气化痰。

【应用】①食积不化,中焦气滞,脘腹胀满,嗳腐吞酸,或腹痛泄泻,泻而不畅等症;②痰涎壅盛,气喘咳嗽属于实证者。

【用法用量】5~12g。本品能耗气,气虚及无食积、痰滞者慎用。

【记忆口诀】来谈话。

【口诀释义】来(莱)谈(痰涎壅盛)话。

【释义联想】来谈话。

【联想记忆图】

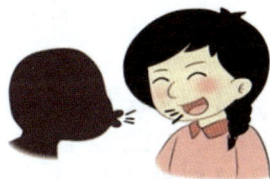

鸡内金

【功效】运脾消食,固精止遗。

【应用】①消化不良,食积不化,以及小儿疳积等症;②遗尿、遗精等症;③泌尿系结石及胆结石。

【用法用量】3~10g。研末服,每次1.5~3g,效果比煎剂好。

【记忆口诀】鸡精含尿内金石。

【口诀释义】鸡(鸡)精(遗精)含尿(遗尿)内(内)金(金)石(结石)。

【释义联想】劣质鸡精里面含有尿里面提取的金石。

【联想记忆图】

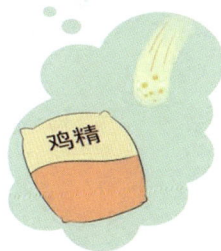

鸡精

麦芽

【**功效**】消食和中,回乳。

【**应用**】①食积不化、消化不良、不思饮食、脘闷腹胀等症;②妇女断乳,或乳汁郁积所致的乳房胀痛等症;③肝郁气滞或肝脾不和之胁痛、脘腹胀痛等症。

【**用法用量**】10~15g;大剂量回乳 60g。哺乳期不宜用。

【**记忆口诀**】脉瘀因乳牙咬。

【**口诀释义**】脉(麦)瘀(肝郁气滞胁肋胀痛)因乳(断乳回乳)牙(芽)咬。

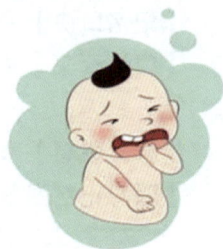

【**释义联想**】小孩的脉络上有瘀斑是因为用乳牙咬了。

【**联想记忆图**】

稻芽

【**功效**】消食和中,健脾开胃。

【**应用**】食积停滞,消化不良以及脾虚食少等症。

【**用法用量**】9~15g。

【**记忆口诀**】共性(食积)。

第十章

驱 虫 药

共性是都治虫。

自己编写的药物歌诀可以参考:钩虫治法同蛲虫,苦楝槟榔与贯众;钩虫勾住雷丸打,蛲虫小白象鹤虱;蛔虫绦虫都很长,南瓜雷鹤与槟榔;蛔虫使君哭脸皮(苦楝皮),绦虫管仲喝草芽(贯众、鹤草芽)。

其中"苦楝槟榔与贯众"一句包含除榧子、芜荑之外所有具有治虫之外其他疗效的药物。榧子、芜荑记忆为"废壳""捂癣"。

苦楝皮

【功效】杀虫,疗癣。

【应用】①蛔虫病、钩虫病、蛲虫病;②头癣、疥疮。

【用法用量】3~6g。外用适量。本品有一定毒性,不宜持续和过量服用。体虚者慎用,肝病患者忌用。

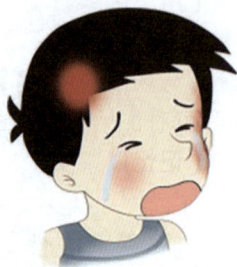

【记忆口诀】哭癣。

【口诀释义】哭(苦)癣(头癣疥疮)。

【释义联想】哭是因为患了癣。

【联想记忆图】

槟榔【别名:大腹子、海南子】

【功效】杀虫,消积,行气,利水。

【应用】①多种肠寄生虫病;②食积气滞,腹胀便秘,以及泻痢后重等症;③水肿、脚气肿痛等症;④疟疾。

【用法用量】3~10g。单用杀绦虫、姜片虫时,可用 30~60g。

【使用注意】脾虚便溏者不宜服用。

【记忆口诀】滨水的殡仗队虐狼。

【口诀释义】滨(槟榔)水(水肿脚气)的殡(槟榔)仗(腹胀)队虐(疟疾)狼(榔)。

【释义联想】殡仗队在水边遇到狼,就虐待狼。

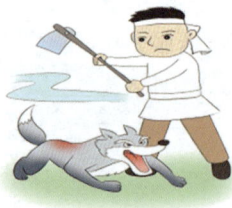

【联想记忆图】

使君子

【功效】杀虫消积。

【应用】蛔虫病及小儿疳积。

【用法用量】煎服 9~12g。炒香嚼服,小儿每岁每天 1 粒~1 粒半,总量不超过 20 粒。大量服用会引起呃逆、眩晕、呕吐等反应;与热茶同服,亦能引起呃逆。一般在停药后即可缓解。必要时可对证用药。

【记忆口诀】共性(蛔虫及小儿疳积)。

南瓜子

【功效】杀虫。

【应用】①绦虫病、蛔虫病;②血吸虫病。

【用法用量】60~120g。连壳或去壳后研细粉用冷开水调服。

【记忆口诀】共性(绦虫、蛔虫)。

鹤草芽

【功效】杀虫。

【应用】绦虫病。

【用法用量】本品不宜入煎。研粉吞服,每次 30~45g,用温开水送服。小儿按每千克体重用 0.7~0.8g 计算。

【记忆口诀】共性(绦虫)。

雷丸

【**功效**】杀虫。

【**应用**】绦虫病、钩虫病、蛔虫病。

【**用法用量**】宜入丸、散剂,15~21g。用以驱杀绦虫,每次服粉剂 5~7g,日服 3 次,用冷开水调,饭后服。连服 3 日。

【**记忆口诀**】共性(虫证)。

鹤虱

【**功效**】杀虫。

【**应用**】蛔虫、蛲虫及绦虫等多种肠寄生虫病。

【**用法用量**】3~9g。

【**记忆口诀**】共性(虫证)。

榧子

【功效】杀虫。

【应用】①多种肠寄生虫病;②肺燥咳嗽;③肠燥便秘。

【用法用量】煎服9~15g。炒熟去壳,取种仁嚼服,每次15g。

【记忆口诀】废壳自觅。

【口诀释义】废(榧)壳(咳嗽肺燥)自(子)觅(便秘)。

【释义联想】废弃的壳需要自己去寻觅。

【联想记忆图】

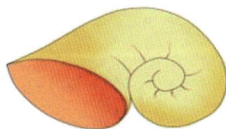

芜荑

【功效】杀虫消疳。

【应用】①虫积腹痛及小儿疳积泄泻等症;②疥癣。

【用法用量】3~10g。外用适量。

【记忆口诀】捂癣。

【口诀释义】捂(芜)癣(疥癣)。

【释义联想】天热捂出了疥癣。

【联想记忆图】

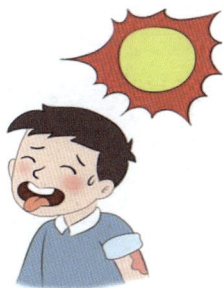

第十一章

止 血 药

均治疗出血证。

（教材药物歌诀可以参考：止血二蓟，蒲黄三七；仙鹤茜草，紫珠白及；白茅苎根，槐花蕊榆；侧灶藕蹄，艾棕血余。）

第一节　凉血止血药

共性是治疗热伤血络导致的各种出血。部分还能治疗热毒疮疡、水火烫伤。

大蓟

【功效】凉血止血,散瘀消痈。

【应用】①咯血、衄血、崩漏、尿血等症;②疮痈肿毒;③高血压病;④肝炎。

【用法用量】5~12g。外用适量,捣敷患处。

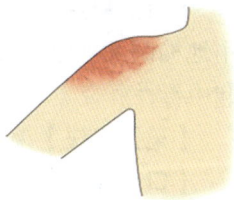

【记忆口诀】大疮。

【口诀释义】大(大)疮(疮痈肿毒)。

【释义联想】大疮。

【联想记忆图】

小蓟

【功效】凉血止血,解毒消痈。

【应用】①血热妄行所致的咯血、衄血、吐血、尿血及崩漏等症;②热毒疮痈。

【用法用量】9~15g,鲜品加倍。外用适量。

【记忆口诀】小疮。

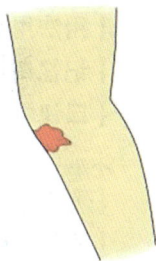

【口诀释义】小(小)疮(疮痈肿毒)。

【释义联想】小疮。

【联想记忆图】

地榆

【功效】凉血止血,解毒敛疮。

【应用】①咯血、衄血、吐血、尿血、便血、痔血及崩漏等症;②烫伤、湿疹、皮肤溃烂等症。

【用法用量】9~15g。外用适量。对于大面积烧伤,不宜使用地榆制剂外涂,以防它所含水解型鞣质被身体大量吸收而引起中毒性肝炎。

【记忆口诀】弟烫。

【口诀释义】弟(地)烫(烫伤)。

【释义联想】弟弟烫着吃地上的鱼。

【联想记忆图】

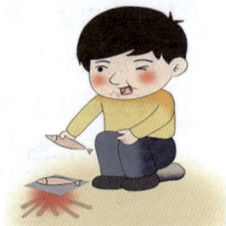

槐花【别名:槐米】

【功效】凉血止血。

【应用】①各种出血证;②肝热目赤,头痛眩晕。

【用法用量】5~10g。

【记忆口诀】怀肝热。

【口诀释义】怀(槐)肝热(肝热目赤,头痛眩晕)子。

【释义联想】怀中有肝热。

【联想记忆图】

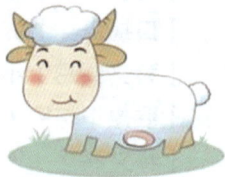

侧柏叶

【功效】凉血止血,祛痰止咳。

【应用】①各种内外出血证;②咳喘痰多;③血热脱发,须发早白。

【用法用量】6~12g。外用适量。

【记忆口诀】侧搿住白发。

【口诀释义】侧(侧)搿(ké,握,持;咳嗽)住白(柏)发(血热脱发,须发早白)。

【释义联想】从侧面搿住白发。

【联想记忆图】

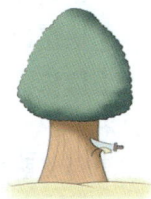

白茅根

【功效】凉血止血,清热利尿。

【应用】①血热妄行所致的衄血、咯血、吐血,以及尿血等症;②热淋,小便不利、水肿及湿热黄疸等症;③热病烦渴、胃热呕哕及肺热咳嗽等症。

【用法用量】9~30g,鲜品加倍。

【记忆口诀】白水冒热气。

【口诀释义】白(白)水(水肿)冒(茅)热(热病烦渴,胃热呕哕,肺热咳嗽)气。

【释义联想】杯中的白水冒着热气。

【联想记忆图】

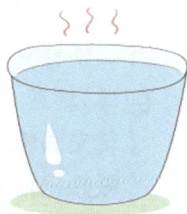

苎麻根

【功效】凉血止血,清热安胎,利尿,解毒。

【应用】①咯血、吐血、衄血、尿血、崩漏及紫癜等证属于血分有热者;②怀胎蕴热所致的胎动不安及胎漏下血等症;③热毒疮痈。

【使用注意】10~30g。外用适量。

【记忆口诀】猪胎马疮。

【口诀释义】猪(苎)胎(胎动不安)马(麻)疮(热毒疮痈)。

【释义联想】农场里的猪怀了胎,马却患了疮证。

【联想记忆图】

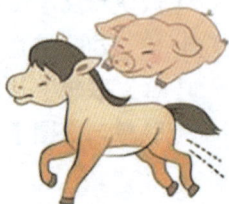

羊蹄

【功效】凉血止血,杀虫疗癣。

【应用】①出血病症;②疥疮、顽癣等;③大便秘结。

【用法用量】10~15g。外用适量。

【记忆口诀】羊癣因羊便秘。

【口诀释义】羊(羊)癣(疥疮顽癣)因羊(羊)便秘(便秘)。

【释义联想】羊因为便秘导致皮癣。

【联想记忆图】

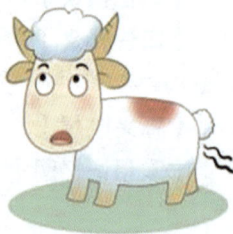

第二节 化瘀止血药

共性是既能止血,又能行散血中之瘀滞。

三七【别名:参三七、田七】

【功效】化瘀止血,活血定痛。

【应用】①人体内外各种出血之证;②跌打损伤,瘀滞肿痛。

【用法用量】煎服 3~9g。研粉吞服,每次 1~3g。外用适量。本品性温,凡出血而见阴虚口干者,须配滋阴凉血药同用。

【记忆口诀】散打。

【口诀释义】散(三)打(跌打损伤)。

【释义联想】散打。

【联想记忆图】

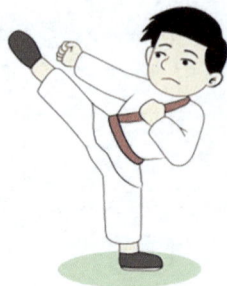

茜草

【功效】凉血止血,活血祛瘀。

【应用】①血热所致的各种出血证;②血滞经闭、跌打损伤及瘀滞作痛及痹证关节疼痛等症。

【用法用量】6~10g。

【记忆口诀】欠打是因欠币少月钱。

【口诀释义】欠(茜)打(跌打损伤)是因欠(茜)币(痹证)少月(血瘀经闭)钱(茜)。

【释义联想】老板很欠打,是因为他平常欠着钱币,少发了工人每个月的工钱。

【联想记忆图】

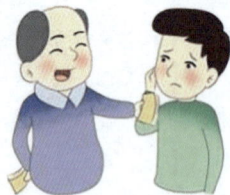

蒲黄

【功效】收涩止血,行血祛瘀。

【应用】①咯血、衄血、吐血、尿血、便血、崩漏及创伤出血等症;②瘀血痛症、心腹疼痛、产后瘀痛、痛经等症;③血淋涩痛。

【用法用量】5~10g,包煎。外用适量。生蒲黄有收缩子宫作用,故孕妇忌服,但可用于产后子宫收缩不良的出血。

【记忆口诀】仆痛因黄淋。

【口诀释义】仆(蒲)痛(心腹疼痛)因黄(黄)淋(血淋)。

【释义联想】仆人病痛是因为患了小便黄的淋证。

【联想记忆图】

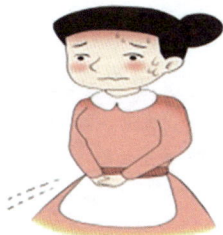

降香

【功效】化瘀止血,理气止痛。

【应用】①出血证:本品化瘀止血,止血不留瘀。②气滞血瘀所致的胸胁作痛;跌打损伤、创伤出血等症;秽浊内阻,呕吐腹痛;冠心病心绞痛。

【用法用量】煎服9~15g;外用适量,研末外敷患处。阴虚火盛,血热妄行而无瘀滞者不宜用。

【记忆口诀】降痛想呕。

【口诀释义】降(降)痛(胸胁疼痛、损伤疼痛)想(香)呕(呕)。

【释义联想】注射药物降低了疼痛却想呕。

【联想记忆图】

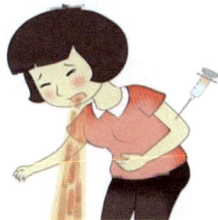

花蕊石

【**功效**】止血,化瘀。

【**应用**】①咯血、吐血等内出血而兼有瘀滞之症;②创伤出血。

【**用法用量**】煎服 4.5~9g。研末服,每次 1~1.5g。外用适量。

【**记忆口诀**】共性(出血)。

第三节　收敛止血药

共性是收敛固涩、宁络止血,治疗各种出血而无瘀滞者。

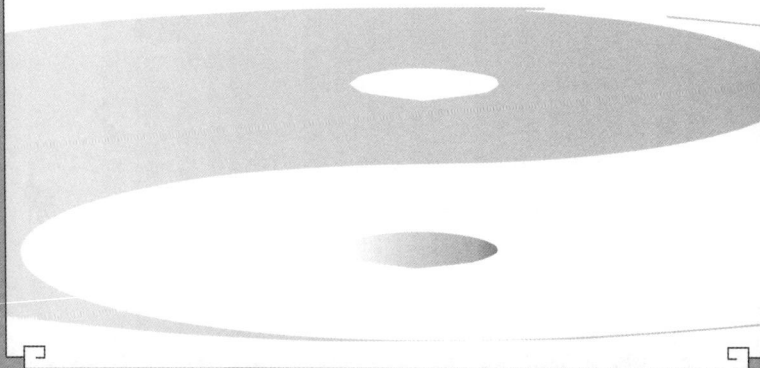

白及

【**功效**】收敛止血,消肿生肌。

【**应用**】①咯血、吐血及外伤出血;②疮痈肿毒,手足皲裂,水火烫伤。

【**用法用量**】煎服 6~15g;研末服,每次 3~6g。外用适量。传统认为本品与乌头相反。

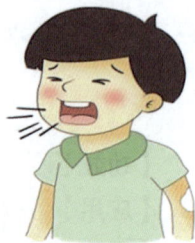

【**记忆口诀**】白疮。

【**口诀释义**】白(白)疮(疮痈肿毒)。

【**释义联想**】患了白疮。

【**联想记忆图**】

仙鹤草【别名:脱力草】

【**功效**】收敛止血,止痢,杀虫。

【**应用**】①咯血、吐血、衄血、尿血、便血及崩漏等症;②腹泻、痢疾;③劳力过度所致的脱力劳伤,症见神疲乏力而纳食正常者;④阴痒带下;⑤疟疾;⑥疮疖痈肿、痔肿。

【**用法用量**】6~12g。外用适量。

【**记忆口诀**】衔牢鲜荔疟鹤致外阴出外疮。

【**口诀释义**】衔(仙)牢(脱力劳伤)鲜(仙)荔(痢疾)疟(疟疾)鹤(鹤)致外(外用)阴(阴痒带下)出外(外用)疮(疮痈肿毒)。

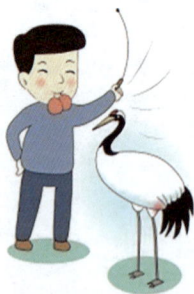

【**释义联想**】本应该用新鲜的荔枝喂仙鹤,但是坏主人用嘴衔牢荔枝,不给仙鹤,还虐待仙鹤,导致其外阴出了外疮。

【**联想记忆图**】

棕榈炭

【**功效**】收敛止血。

【**应用**】咯血、衄血、便血，以及崩漏等症而无瘀滞者。

【**用法用量**】3~9g。

【**记忆口诀**】共性（出血）。

藕节

【**功效**】收敛止血。

【**应用**】各种出血。

【**用法用量**】9~15g。生用止血化瘀，炒炭用收涩止血。

【**记忆口诀**】藕节消瘀血而止吐衄。

【**口诀释义**】《药性赋》的原文记载："藕节消瘀血而止吐衄。"

血余炭

【功效】止血散瘀，补阴利尿。

【应用】①衄血、咯血、吐血、血淋、便血及崩漏等症；②小便不通。

【用法用量】5~10g。

【记忆口诀】血淋。

【口诀释义】血（血）淋（淋证）。

【释义联想】血淋。

【联想记忆图】

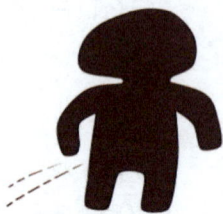

紫珠叶

【功效】收敛止血，解毒疗疮。

【应用】①衄血、咯血、吐血、尿血、便血、崩漏及牙龈出血、外伤出血等症；②烧伤及疮痈肿毒等症。

【用法用量】煎服 3~15g；研末服，每次 1.5~3g。外用适量。

【记忆口诀】紫窗。

【口诀释义】紫（紫）窗（疮痈肿毒）。

【释义联想】紫窗。

【联想记忆图】

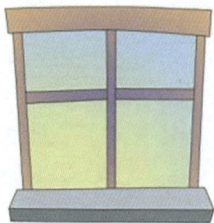

第四节　温经止血药

共性适用于脾不统血、冲任失固之虚寒性出血。

艾叶

【功效】温经止血，散寒止痛。

【应用】①出血之症；②下焦虚寒，腹中冷痛，月经不调，经行腹痛，以及带下等症；③煎汤外洗可治皮肤湿疹瘙痒。

【用法用量】3~9g。外用适量。

【记忆口诀】爱月却外痒。

【口诀释义】爱(艾)月(月经不调)却外(外用)痒(皮肤湿疹瘙痒)。

【释义联想】喜爱夜里赏月，却因为外出时皮肤瘙痒而不能去。

【联想记忆图】

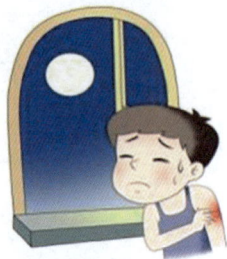

灶心土【别名:伏龙肝】

【功效】温中止血，止呕，止泻。

【应用】①脾气虚寒，不能统血所致的吐血、衄血、便血及崩漏等症见血色黯淡、面色萎黄、四肢不温、舌淡脉细者；②中焦虚寒、胃失和降所致的呕吐，以及妊娠恶阻等症；③脾虚久泻。

【用法用量】15~30g，布袋包，先煎。或用60~120g，煎汤代水。

【记忆口诀】早卸新藕。

【口诀释义】早(灶)卸(脾虚久泻)新(心)藕(呕吐恶阻)。

【释义联想】早点卸下新藕。

【联想记忆图】

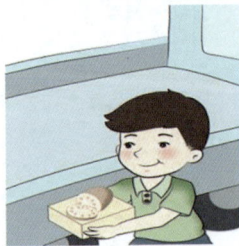

第十二章

活血化瘀药

均治疗血瘀经闭,产后瘀阻腹痛、胸痹、胁痛、肢体不遂、风湿痹痛、癥瘕痞块、疮痈肿毒、跌打损伤、骨折、瘀肿疼痛等。

(教材药物歌诀可以参考:活血化瘀,乳没芎膝;棱莪延胡,姜郁干漆;丹参益母,桃红灵脂;鸡藤山甲,虻蟅水蛭;泽兰降香,瓦楞凌寄;自然不留,苏木杖季。

二级歌诀"豁楞蛋鸡择子"或"活棱丹鸡泽自"。)

第一节 活血止痛药

共性是在活血同时均善于行气止痛。

川芎

【功效】活血行气,祛风止痛。

【应用】①月经不调、痛经、闭经、难产、产后瘀阻腹痛、胁肋作痛、肢体麻木,以及跌打损伤、疮痈肿痛等病症;②头痛、风湿痹痛等症;③冠心病心绞痛;④缺血性脑血管病。

【用法用量】3~10g。本品辛温升散,凡阴虚火旺、舌红口干者不宜应用;对妇女月经过多及出血性疾病,亦不宜应用。

【记忆口诀】上行颠顶,下行血海。

【口诀释义】上行颠顶,下行血海(头痛、月经不调)。

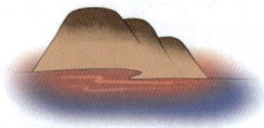

【释义联想】上行颠顶,下行血海。

【联想记忆图】

延胡索【别名:延胡、元胡索、玄胡索】

【功效】活血,行气,止痛。

【应用】①气血凝滞所致的心腹及肢体疼痛等症;②冠心病、心律失常。

【用法用量】煎服 3~10g。研末服,每次 1.5~3g,用温开水送服。醋制可加强止痛之功。

【记忆口诀】眼痛。

【口诀释义】眼(延)痛(各种疼痛)。

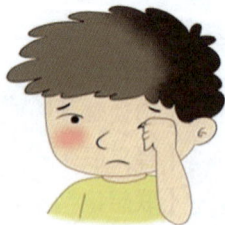

【释义联想】眼痛。

【联想记忆图】

郁金【别名:玉金】

【功效】活血止痛,行气解郁,凉血清心,利胆退黄。

【应用】①肝气郁滞、血瘀内阻所致的胸腹胁肋胀痛、月经不调、痛经及癥瘕痞块等症;②湿温病浊邪蒙蔽清窍、胸脘痞闷、神志不清,以及痰气壅阻、闭塞心窍所致的癫痫或癫狂等病症;③黄疸、胆石症。

【用法用量】3~10g。十九畏:丁香莫与郁金见。

【记忆口诀】欲癫欲昏还浴血抢黄金。

【口诀释义】欲(郁)癫(癫狂痫)欲(郁)昏(痰浊蒙窍,神志不清)还浴(郁)血(吐衄、尿血)抢黄(黄疸)金(金)。

【释义联想】身患重病,使人欲癫狂昏蒙,还去冒着危险浴血抢黄金。

【联想记忆图】

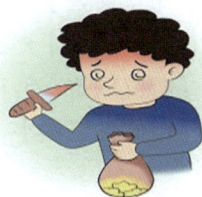

姜黄

【功效】破血行气,通经止痛。

【应用】①气滞血瘀所致的胸胁疼痛、经闭腹痛等症;②风湿痹痛。

【用法用量】3~10g,外用适量,以麻油或菜油调匀成膏,外敷。

【记忆口诀】僵臂。

【口诀释义】僵(姜)臂(痹证臂痛)。

【释义联想】冻僵的胳膊。

【联想记忆图】

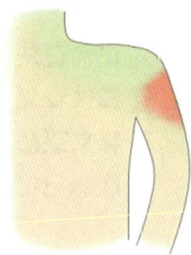

乳香

乳香偏于筋,没药偏于瘀。(共同点:瘀血导致的疼痛)

【功效】活血止痛,消肿生肌。

【应用】①痛经、经闭、胃脘疼痛、风湿痹痛、跌打伤痛及痈疽肿痛、肠痈等症;②疮疡溃破久不收口;③外用治跌打损伤、瘀滞肿痛或风湿痹痛等症。

【用法用量】煎服或入丸散 3~5g。外用适量。本品味苦,入煎剂汤液混浊,胃弱者多服易致呕吐,故用量不宜过多,对胃弱者尤应慎用。无瘀滞者及孕妇不宜用。

【记忆口诀】褥疮。

【口诀释义】褥(乳)疮(疮疡)。

【释义联想】褥疮。

【联想记忆图】

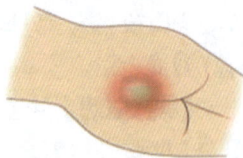

没药

乳香偏于筋,没药偏于瘀。(共同点:瘀血导致的疼痛)

【功效】活血止痛,消肿生肌。

【应用】①经闭、痛经、胃腹疼痛、跌打伤痛、痈疽肿痛及肠痈等症;②本品外用,亦有消肿生肌之功,每与乳香伍用。

【用法用量】煎服 3~5g。用法与乳香相同。如与乳香同用,两药用量皆须相应减少。

【记忆口诀】磨疮。

【口诀释义】磨(没)疮(疮肿)。

【释义联想】磨出了疮。

【联想记忆图】

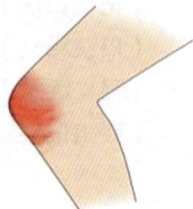

五灵脂

【**功效**】活血止痛,化瘀止血。

【**应用**】①瘀血阻滞所致的痛经、经闭、产后瘀阻腹痛,以及胸痛、脘腹疼痛等症;②出血而内有瘀滞的病症;③蛇、蝎、蜈蚣咬伤。

【**用法用量**】3~15g,包煎,或入丸、散用。外用适量。外治蛇虫咬伤,可配雄黄(五灵脂 2 份,雄黄 1 份),共研细末,用麻油或菜油调涂患处。孕妇慎用。十九畏:人参畏五灵脂。

【**记忆口诀**】污血染灵蛇。

【**口诀释义**】污(五)血(出血而有瘀滞者)染灵(灵)蛇(蛇蝎蜈蚣毒)。

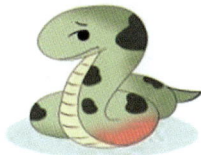

【**释义联想**】污血染到了灵蛇身上。

【**联想记忆图**】

第二节　活血调经药

共性是均善于活血化瘀和通调月经。

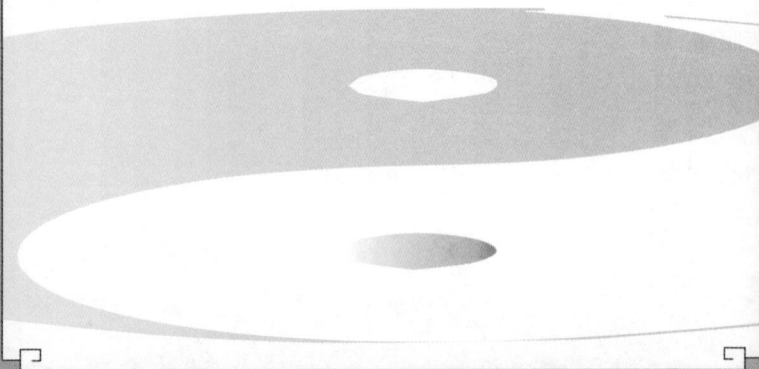

丹参【别名:紫丹参】

【功效】活血祛瘀,凉血消痈,养血安神。

【应用】①月经不调、血滞经闭、产后瘀滞腹痛、心腹疼痛、癥瘕积聚,以及肢体疼痛等症;②疮痈肿痛;③温热病热入营血,症见高热、时有谵语、烦躁不寐,或斑疹隐隐、舌红绛等,以及心悸怔忡、心烦失眠等。

【用法用量】煎服 10~15g。酒炒可增强活血之功。反藜芦。

【记忆口诀】三个血。

【口诀释义】即活血化瘀、清热凉血、养血安神。

【释义联想】三个血。

【联想记忆图】

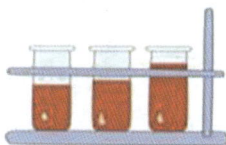

红花

【功效】活血通经,散瘀止痛。

【应用】①痛经、血滞经闭、产后瘀阻腹痛;②斑疹色暗,因于热郁血滞所致者;③跌打损伤,心腹瘀阻疼痛,癥瘕积聚。

【用法用量】3~10g。孕妇忌用。

【记忆口诀】红疹红月经需化瘀。

【口诀释义】红(红)疹(斑疹)红(红)月经(痛经经闭,产后腹痛)需化(花)瘀(瘀阻疼痛,癥瘕积聚,跌打损伤)。

【释义联想】红疹红月经需活血化瘀。

【联想记忆图】

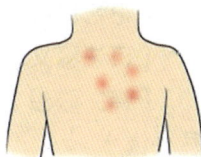

桃仁

【功效】活血祛瘀,润肠通便。

【应用】①痛经、血滞经闭、产后瘀滞腹痛、癥瘕、跌打损伤、瘀阻疼痛、肺痈、肠痈等症;②肠燥便秘;③咳嗽气喘。

【用法用量】煎服 5~10g。孕妇忌服。

【记忆口诀】掏疮用蜜桃之桃壳。

【口诀释义】掏(桃)疮(肺痈、肠痈等疮痈肿毒)用蜜(便秘)桃(桃)之桃(桃)壳(咳嗽)。

【释义联想】用蜜桃的桃壳做成医疗器械来掏出疮疡里的脓液。

【联想记忆图】

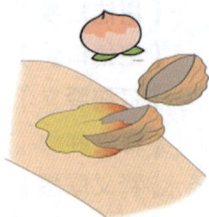

益母草

【功效】活血祛瘀,利尿消肿。

【应用】①妇女血脉阻滞之月经不调、经行不畅、小腹胀痛、经闭、产后瘀阻腹痛、恶露不尽,以及跌打损伤、瘀血作痛等症;②小便不利,水肿;③疮痈肿毒、皮肤痒疹;④冠心病。

【用法用量】煎服 9~30g。鲜品 12~40g。外用适量,取鲜品洗净,捣烂外敷。

【记忆口诀】溢水的木窗。

【口诀释义】溢(益)水(水肿)的木(母)窗(疮痈肿毒)。

【释义联想】房子被淹了,从木窗往外溢水。

【联想记忆图】

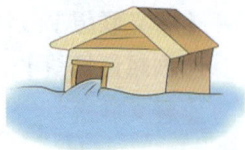

泽兰

【功效】活血祛瘀,行水消肿。

【应用】①血滞经闭、经行腹痛、月经不调、腹中包块、产后瘀滞腹痛等症;②跌打伤痛,胸胁疼痛,以及痈肿等症;③产后小便不利,身面浮肿。

【用法用量】6~12g。

【记忆口诀】择水的懒佣。

【口诀释义】择(泽)水(水肿)的懒(兰)佣(痈肿)。

【释义联想】一个懒惰的佣人在选择水源。

【联想记忆图】

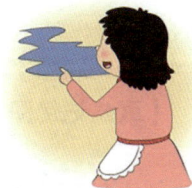

牛膝

【功效】活血祛瘀,补肝肾,强筋骨,利尿通淋,引血下行。

【应用】①瘀血阻滞的月经不调、痛经、闭经,产后瘀阻腹痛、胞衣不下,以及跌打伤痛等症;②腰膝酸痛、下肢无力等症;③尿血、小便不利、尿道涩痛等症;④上部火热证之吐血、衄血、齿痛、口舌生疮,以及头痛眩晕等症。

【用法用量】5~12g。孕妇及月经过多者忌用。

【记忆口诀】扭腰却因吝惜而熄火。

【口诀释义】扭(牛)腰(腰痛)却吝(淋证)惜(膝)而熄(膝)火(上部火热证之吐血、衄血、齿痛口疮、头痛眩晕)。

【释义联想】扭伤了腰,需要温暖休息,却吝惜钱财而熄灭炉火。

【联想记忆图】

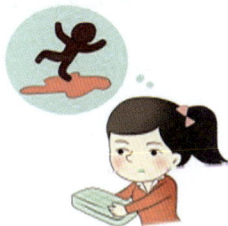

鸡血藤

【功效】行血补血,舒筋活络。

【应用】①月经不调、经行不畅、痛经、血虚经闭;②风湿痹痛、中风半身不遂等症。

【用法用量】5~15g。

【记忆口诀】鸡疯了。

【口诀释义】鸡(鸡)疯(风湿痹痛,中风)了。

【释义联想】鸡疯了。

【联想记忆图】

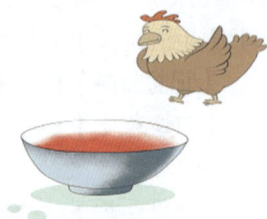

王不留行【别名:流行子、王不留】

【功效】活血通经,下乳。

【应用】①痛经、经闭等症;②产后乳汁不下,以及乳痈等症;③泌尿道结石及前列腺炎。

【用法用量】5~10g。孕妇慎用。

【记忆口诀】王淋妃不乳。

【口诀释义】王(王)淋(石淋、前列腺炎)妃不(不)乳(乳汁不通、乳腺炎)。

【释义联想】国王患了淋证,而王妃患了乳汁不通。

【联想记忆图】

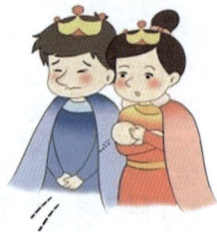

月季花【别名:月月红】

【功效】活血调经,消肿。

【应用】肝郁失于疏泄、经脉阻滞所致的经行不畅、胸腹胀痛,以及闭经等症。

【用法用量】3~6g。多用久服,可能引起便溏腹泻,故对脾胃虚弱者宜慎用;孕妇亦不宜服用。

【记忆口诀】只有共性。

凌霄花

【功效】活血破瘀,凉血祛风。

【应用】①血滞经闭,以及癥瘕等症;②血热生风,周身瘙痒;③外涂治皮肤湿癣痤疮。

【用法用量】5~9g。外用适量。孕妇忌服。

【记忆口诀】领养外选。

【口诀释义】领(凌)养(周身瘙痒)外(外用)选(皮肤湿癣痤疮)。

【释义联想】领养从外面挑选的小花。

【联想记忆图】

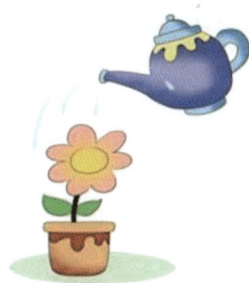

第三节 活血疗伤药

共性是不仅能活血化瘀,而且善于疗伤,治疗跌打损伤、瘀肿疼痛、筋伤骨折、金疮出血。

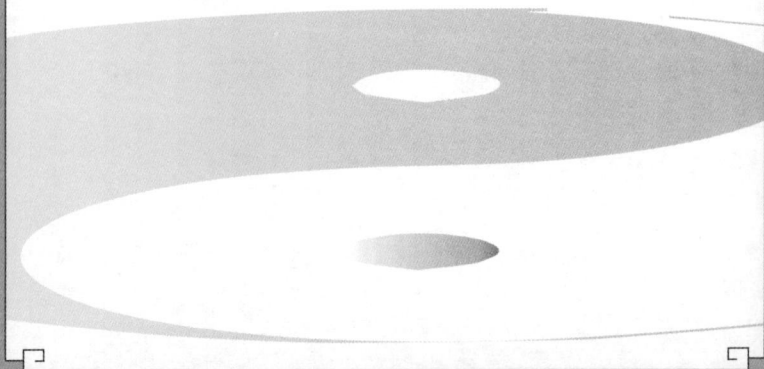

土鳖虫【别名:蟅虫、地鳖虫、土元】

【功效】破血逐瘀。

【应用】①经闭、产后瘀阻、癥瘕等症;②骨折损伤,瘀滞疼痛,以及腰部扭伤等症。

【用法用量】3~10g。孕妇忌服。

【记忆口诀】折骨。

【口诀释义】折(蟅虫)骨(骨折损伤)。

【释义联想】折断骨头。

【联想记忆图】

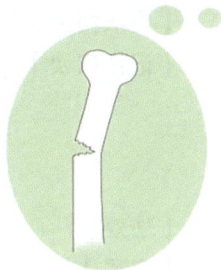

马钱子

【功效】通络散结,消肿定痛。

【应用】①跌打损伤肿痛;②风湿痹痛或拘挛麻木;③痈疽疮毒,咽喉肿痛。

【用法用量】外用适量,研末吹喉或调涂。内服 0.3~0.6g,作丸散服。本品有毒,服用过量,可引起肢体颤动、惊厥、呼吸困难,甚至昏迷等中毒症状,故须严格控制用量,注意炮制。孕妇忌服。

【记忆口诀】妈拥钱币。

【口诀释义】妈(马)拥(疮痈肿毒)钱(钱)币(痹证)。

【释义联想】妈妈拥有钱币。

【联想记忆图】

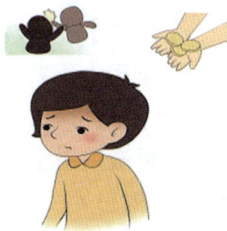

自然铜

【功效】散瘀止痛,接骨疗伤。

【应用】跌仆骨折、瘀阻肿痛等症。

【用法用量】3~9g,入丸散剂。若入煎剂宜先煎。外用适量。

【记忆口诀】共性(跌打骨折肿痛)。

苏木

【功效】活血通经,祛瘀止痛。

【应用】①血滞经闭、产后瘀阻腹痛,以及跌打损伤等症;②疮痈肿痛。

【用法用量】3~9g。孕妇忌用。

【记忆口诀】素疮痛。

【口诀释义】素(苏)疮痛(疮痈肿痛)。

【释义联想】素来患疮痈肿痛。

【联想记忆图】

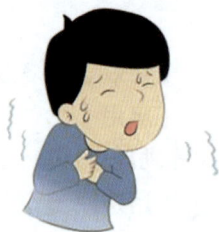

骨碎补

【功效】补肾,活血,止血,续伤。

【应用】①肾虚腰痛、脚弱、耳鸣、耳聋、牙痛、久泻;②跌仆闪挫或金疮,损伤筋骨;③浸酒外擦斑秃。

【用法用量】煎服 3~9g。外用适量捣烂或晒干研末敷,也可浸酒擦患处。阴虚内热及无瘀血者不宜服。

【记忆口诀】故而打碎外凸。

【口诀释义】故(骨)而(耳鸣、耳聋)打(跌打金疮)碎(碎)外(外用)凸(斑秃)。

【释义联想】石头向外凸出,故而被打碎。

【联想记忆图】

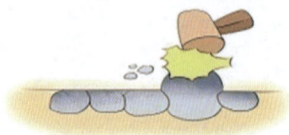

血竭【别名:麒麟竭】

【功效】外用止血生肌敛疮,内服活血散瘀止痛。

【应用】①外伤出血,溃疡不敛;②跌打损伤,瘀血肿痛,瘀阻腹痛。

【用法用量】外用适量,研末敷。内服每次 1~2g 入丸散。无瘀血者不宜服。

【记忆口诀】血伤还打劫。

【口诀释义】血(血)伤(外伤出血,溃疡不敛)还打(跌打损伤,瘀阻腹痛)劫(竭)。

【释义联想】血气受伤还打劫。

【联想记忆图】

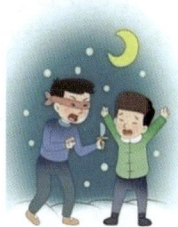

儿茶【别名:孩儿茶】

【功效】活血止痛,收湿敛疮,生肌止血,清肺化痰。

【应用】①跌打伤痛;②外伤出血,吐血衄血;③湿疹湿疮,疮疡不敛;④肺热咳嗽。

【用法用量】外用适量,研末撒或调敷。内服 1~3g,包煎。可入丸散。

【记忆口诀】儿咳查血于外窗。

【口诀释义】儿(儿茶)咳(肺热咳嗽)查(茶)血(内外伤出血)于外(外用)窗(疮痈肿毒)。

【释义联想】孩子咳嗽,查血常规于外面窗户。

【联想记忆图】

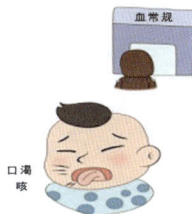

刘寄奴【别名:化食丹】

【功效】破血通经,散瘀止痛。

【应用】①血滞经闭、产后瘀阻腹痛、折跌损伤,以及创伤出血等症;②食积不化,脘腹胀痛。

【用法用量】6~10g。外用适量。孕妇忌服。

【记忆口诀】留食。

【口诀释义】留(刘)食(食积)。

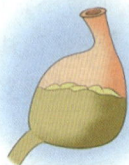

【释义联想】留食。

【联想记忆图】

第四节　破血逐瘀药

共性是治疗癥瘕积聚。

三棱【别名:荆三棱、京三棱】

【功效】破血祛瘀,行气止痛。

【应用】①气滞血瘀所致的经闭腹痛及癥瘕积聚等症;②食积气滞,脘腹胀痛。

【用法用量】5~10g。醋炒能加强止痛之功。月经过多及孕妇忌用。

【记忆口诀】三仗。

【口诀释义】三(三)仗(脘腹胀满)。

【释义联想】打了三场仗。

【联想记忆图】

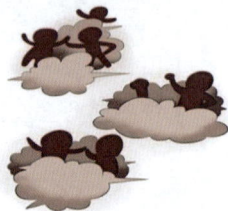

莪术

【功效】破血祛瘀,行气止痛。

【应用】①气滞血瘀所致的经闭腹痛及癥瘕积聚等症;②饮食不节,脾运失常所致的积滞不化、脘腹胀满疼痛之症。

【用法用量】6~9g。月经过多及孕妇忌用。

【记忆口诀】恶仗。

【口诀释义】恶(莪)仗(脘腹胀满)。

【释义联想】打了一场恶仗。

【联想记忆图】

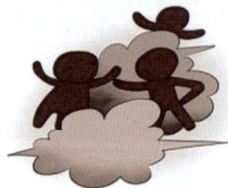

水蛭【别名:蚂蟥】

【功效】破血逐瘀。

【应用】①血滞经闭、癥瘕积聚;②中风偏瘫以及跌打损伤等瘀血阻滞之症。

【用法用量】煎服 1~3g。焙干研末吞服,每次 0.3~0.5g。孕妇忌服。

【记忆口诀】水滩。

【口诀释义】水(水)滩(中风偏瘫、跌打损伤)。

【释义联想】水边沙滩。

虻虫

【功效】破血逐瘀。

【应用】血滞经闭、癥瘕积聚,以及跌打损伤等症。

【用法用量】煎服 1~1.5g,焙干研末吞服。外用适量。孕妇忌服。

【记忆口诀】共性。

穿山甲

【功效】活血通经,下乳,消肿排脓。

【应用】①血滞经闭、癥瘕痞块,以及风湿痹痛等症;②乳汁不通;③痈肿初起或脓成未溃,以及瘰疬等症;④风湿痹痛、中风偏瘫。

【用法用量】煎服 5~10g;亦可研末吞服,每次 1~1.5g。以研末吞服效果较好。孕妇忌用。

【记忆口诀】穿臃肿,落山风,家辱骂。

【口诀释义】穿(穿)臃(痈肿)肿,落山(山)风(风湿痹痛、中风偏瘫),家(甲)辱(乳汁不通)骂。

【释义联想】穿得很臃肿,遇到了落山风,家人辱骂他。

【联想记忆图】

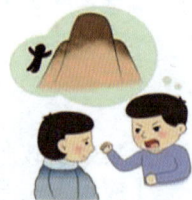

斑蝥【别名:斑蛄、花斑毛】

【功效】攻毒蚀疮,破血散结。

【应用】①经闭、癥瘕;②痈疽、瘰疬;③顽癣、赘疣、恶疮死肌。

【用法用量】外用适量,研末敷贴发泡,或酒醋浸涂。内服 0.03~0.06g,作丸散服。本品外涂皮肤,即令发红起泡,故内服宜慎。体弱及孕妇忌服。

【记忆口诀】斑癣冒痈。

【口诀释义】斑(斑)癣(顽癣赘疣、恶疮死肌)冒(蝥)痈(痈疽、瘰疬)。

【释义联想】花斑一样的皮癣冒出了痈疽。

第十三章

化 痰 药

均治疗痰证。

第一节　温化寒痰药

共性是温肺祛寒，燥湿化痰。治疗寒痰、痰湿证，症见咳嗽气喘，痰多色白。

（教材药物歌诀可以参考：燥湿化痰，星皂半夏；白附芥梗，白前复花。）

天南星

【功效】燥湿化痰,祛风止痉。

【应用】①顽痰咳嗽,胸膈胀闷等症;②风痰眩晕、中风痰壅、口眼㖞斜、癫痫及破伤风等;③外用治痈疽痰核肿痛。

【用法用量】制天南星,煎服 3~9g。外用适量。孕妇慎用。

【记忆口诀】田径用男佣。

【口诀释义】田(天)径(痉挛、中风、癫痫、破伤风)用男(南)佣(痈疽、痰核肿痛)。

【释义联想】田径比赛用男佣当运动员。

【联想记忆图】

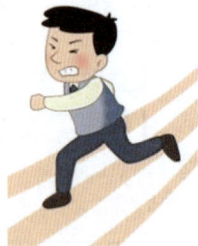

皂荚

【功效】祛痰,开窍。

【应用】①顽痰阻塞,胸闷咳喘,咳痰不爽;②卒然昏迷,口噤不开,以及癫痫痰盛,关窍阻闭的病症;③熬膏涂疮肿(未溃者)。

【用法用量】1.5~5g,多入丸散。内服剂量过大可引起呕吐及腹泻。本品辛散走窜,凡孕妇、气虚阴亏及有咯血倾向者均不宜服。

【记忆口诀】早婚于外窗。

【口诀释义】早(皂)婚(猝然昏迷及癫痫昏迷)于外(外用)窗(疮肿)。

【释义联想】早晨在窗外结婚。

【联想记忆图】

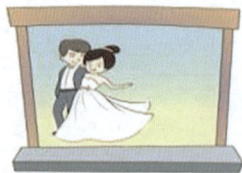

半夏

（生半夏外用治疗痈肿痰核；清半夏是用相当于其质量的五分之一的白矾浸泡的，可行气化痰治疗梅核气等；姜半夏是用相当于其质量的四分之一的生姜和相当于其质量的八分之一的白矾煮的，可降逆止呕；法半夏是用相当于其质量的七分之一的甘草和相当于其质量的十分之一的生石灰浸泡的，可燥湿化痰。）

【功效】燥湿化痰，降逆止呕，消痞散结。

【应用】①脾不化湿、痰涎壅滞所致的痰多、咳嗽、气逆；②胃气上逆，恶心呕吐；③胸脘痞闷，梅核气，以及瘿瘤痰核、痈疽肿毒等；④胃不和导致的失眠、卧不安。

【用法用量】3~9g，外用生品适量，研末用酒调敷。反乌头。因其性温燥，对阴亏燥咳、血证、热痰等，当忌用或慎用。

【记忆口诀】半痞瞎鹰因夏呕被吓没。

【口诀释义】半（半）痞（胸脘痞闷）瞎（夏）鹰（瘿瘤痰核，痈疽肿毒）因夏（夏）呕（呕吐）被吓（夏）没（梅核气）。

【释义联想】半痞的瞎鹰因为夏天饮食不节而呕吐被吓得没气了。

【联想记忆图】

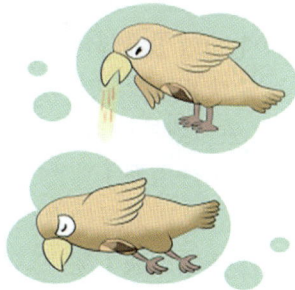

163

白附子【别名:禹白附 】

【功效】燥湿化痰,祛风止痉,解毒散结。

【应用】①风痰壅盛、口眼㖞斜、破伤风,以及偏头痛等;②毒蛇咬伤及瘰疬痰核。

【用法用量】煎服 3~6g。有毒。外用适量,熬膏敷患处。孕妇忌服。生品一般不作内服。

【记忆口诀】白净的白蛇在罗浮山。

【口诀释义】白(白)净(痉挛之口眼歪斜,破伤风)的白(白)蛇(蛇伤)在罗(瘰疬痰核)浮(附)山。

【释义联想】白净的白蛇在罗浮山生存。

【联想记忆图】

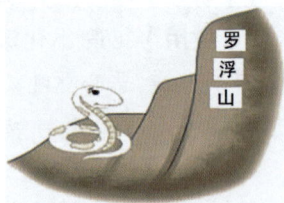

罗浮山

白芥子

【功效】温肺化痰,通络止痛。

【应用】①寒痰壅滞,咳嗽气喘、胸满胁痛等症;②痰湿阻滞经络所致的肢体关节疼痛、麻木,以及阴疽流注等症。

【用法用量】煎服 3~9g。外用适量,研末醋调敷。外敷有发泡作用,皮肤过敏者忌用。

【记忆口诀】掰币拮据。

【口诀释义】掰(白)币(痹证肢体疼痛麻痹)拮(芥)据(阴疽流注)。

【释义联想】经济拮据,恨不得把钱币掰成两半花。

【联想记忆图】

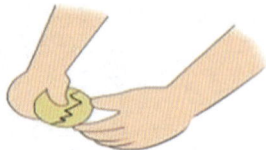

白前

【**功效**】祛痰,降气止咳。

【**应用**】肺气壅实,痰多而咳嗽不爽,气逆喘促之症。

【**用法用量**】3~10g。

【**记忆口诀**】白壳。

【**口诀释义**】白(白)壳(咳嗽喘促)。

【**释义联想**】白壳。

【**联想记忆图**】

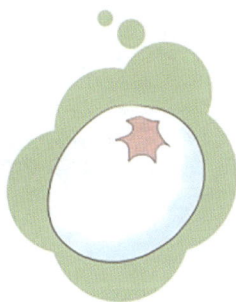

旋覆花

【**功效**】消痰行水,降气止呕。

【**应用**】①痰涎壅肺,咳喘痰多,以及痰饮蓄结、胸膈痞闷等症;②噫气、呕吐。

【**用法用量**】3~9g,包煎。

【**记忆口诀**】选偶。

【**口诀释义**】选(旋)偶(呕吐)。

【**释义联想**】选偶。

【**联想记忆图**】

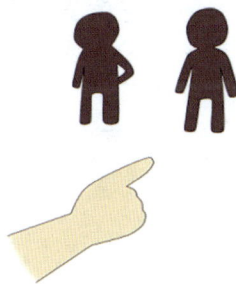

第二节　清化热痰药

共性是治疗热痰、燥痰证之咳嗽气喘、痰黄质稠、咳痰不爽,痰火所致的癫痫、中风、惊厥、瘿瘤、瘰疬等。

(教材药物歌诀可以参考:清热化痰,竺黄沥茹;海浮礞石,海藻昆布;蛤壳瓜蒌,大海前胡;蟛菜猪胆,黄药贝母。)

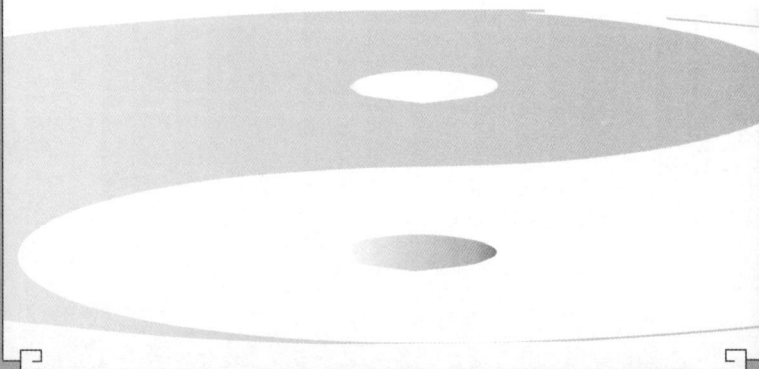

桔梗

【功效】开宣肺气,祛痰,排脓。

【应用】①咳嗽痰多,或咳痰不爽、胸膈痞闷;②咽痛音哑等症;③肺痈胸痛,咳吐脓血、痰黄腥臭等症。

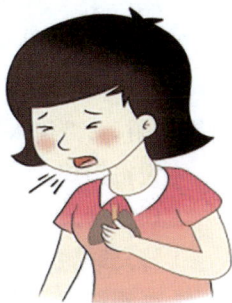

【用法用量】3~10g。

【记忆口诀】姐肺痈姐咽痛。

【口诀释义】姐(桔)肺痈(肺痈)姐(桔)咽痛(咽痛)。

【释义联想】姐姐患了肺痈和咽痛。

【联想记忆图】

天竺黄

天竺黄的功效善于治疗抽搐;竹沥善于治疗癫狂惊痫;竹茹善于治疗胃热呕吐、心烦不安。竹产品的功效记为"慌(黄)抽立(沥)癫,如(茹)呕如(茹)烦"。

【功效】清热化痰,清心定惊。

【应用】热病神昏、痰热癫痫、中风痰壅、小儿痰热惊痫等症。

【用法用量】煎服 3~9g。

【记忆口诀】慌抽。

【口诀释义】慌(黄)抽(抽搐痰热)。

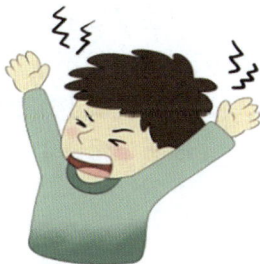

【释义联想】惊慌导致抽搐。

【联想记忆图】

竹沥【别名:竹油】

竹产品记为"慌抽立癫,如呕如烦"。

【功效】清热滑痰。

【应用】①肺热痰壅咳喘;②痰热蒙蔽清窍诸症,如中风痰迷、痰热惊痫、小儿惊风。

【用法用量】冲服 15~30ml。本品性寒质滑,对寒嗽及脾虚便泄者忌用。

【记忆口诀】立癫。

【口诀释义】立(沥)癫(癫狂惊痫)。

【释义联想】立刻癫狂。

【联想记忆图】

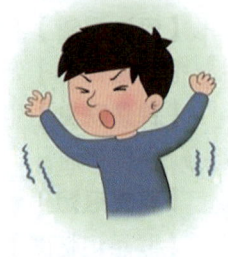

竹茹

竹产品记为"慌抽立癫,如呕如烦"。

【功效】清化热痰,除烦止呕。

【应用】①肺热咳嗽,咳痰黄稠;②痰火内扰,心烦不安;③胃热呕吐。

【用法用量】5~10g。

【记忆口诀】如呕如烦。

【口诀释义】如(茹)呕(胃热呕吐)如(茹)烦(心烦不安)。

【释义联想】如呕如烦。

【联想记忆图】

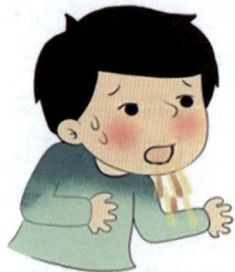

浮海石

【功效】清肺化痰,软坚散结。

【应用】①痰热咳嗽,咳痰稠黏;②瘰疬结核;③淋证。

【用法用量】10~15g。

【记忆口诀】夫淋孩裸。

【口诀释义】夫(浮)淋(淋证)孩(海)裸(瘰疬痰核)。

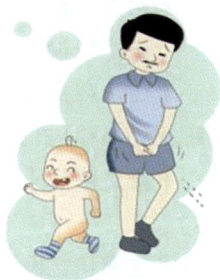

【释义联想】丈夫患了淋证顾不上看孩子,小孩裸着乱跑。

【联想记忆图】

礞石

【功效】下气消痰,平肝镇惊。

【应用】①顽痰、老痰浓稠胶结,气逆喘咳的实证;②痰积惊痫。

【用法用量】煎服 10~15g,布包先煎。入丸散剂,3~6g。孕妇慎用。

【记忆口诀】梦闲。

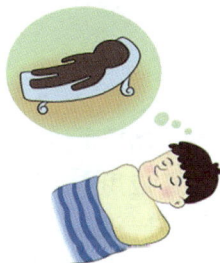

【口诀释义】梦(礞)闲(痰积惊痫)。

【释义联想】醉里心宽梦里闲。

【联想记忆图】

海藻

【功效】消痰软坚,利水。

【应用】①瘿瘤、瘰疬等症;②脚气浮肿及水肿。

【用法用量】6~12g。反甘草。

【记忆口诀】海鹰见海水早落。

【口诀释义】海(海)鹰(瘿瘤)见海(海)水(水肿)早(藻)落(瘰疬)。

【释义联想】海鹰看见海水早早就落潮了。

【联想记忆图】

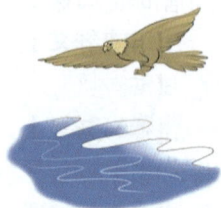

昆布

【功效】消痰软坚,利水。

【应用】①瘿瘤、瘰疬等症;②水肿或脚气浮肿。

【用法用量】6~12g。

【记忆口诀】同海藻。

海蛤壳

【功效】清肺化痰,软坚散结。

【应用】①肺热痰稠,咳嗽气喘等症;②瘿瘤、痰核等症;③胃痛泛酸;④研末外敷,又可敛疮收口。

【用法用量】煎服 6~15g,蛤粉宜包煎。外用适量。

【记忆口诀】海鹰为各位瞧外疮。

【口诀释义】海(海)鹰(瘿瘤痰核)为各(蛤)位(胃痛泛酸)瞧外(外用)疮(疮)。

【释义联想】海鹰为各位瞧病,治疗外疮。

【联想记忆图】

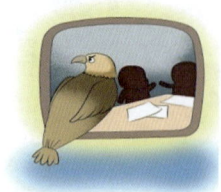

瓜蒌

【功效】瓜蒌皮清肺化痰,利气宽胸;瓜蒌仁润肺化痰,滑肠通便;全瓜蒌兼具以上功效。

【应用】①肺热咳嗽,痰稠不易咳出之症;②胸痹、结胸、胸膈痞闷或作痛等症;③肠燥便秘;④乳痈肿痛。

【用法用量】9~15g。反乌头。

【记忆口诀】寡兄将乳瓜制成蜜瓜。

【口诀释义】寡(瓜)兄(胸痹结胸)将乳(乳痈)瓜(瓜)制成蜜(便秘)瓜(瓜)。

【释义联想】寡兄把乳瓜做成了蜜瓜。

【联想记忆图】

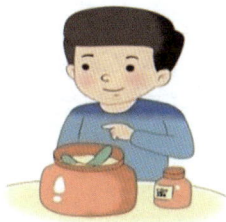

胖大海【别名:安南子】

【功效】清宣肺气,清肠通便。

【应用】①肺气闭郁,痰热咳嗽,及肺热声哑等症;②热结便秘而起之头痛、目赤、轻度发热等症。

【用法用量】2~3 枚,沸水泡服或煎服。如用散剂,用量减半。

【记忆口诀】胖秘书。

【口诀释义】胖(胖)秘(便秘)书。

【释义联想】胖秘书。

【联想记忆图】

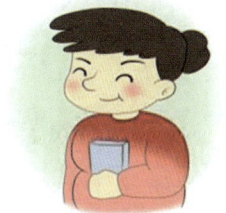

前胡

【功效】降气祛痰,宣散风热。

【应用】①肺气不降,喘咳、痰稠;②外感风热。

【用法用量】3~10g。

【记忆口诀】浅感忽喘。

【口诀释义】浅(前)感(外感风热)忽(胡)喘(喘咳痰稠)。

【释义联想】浅感风寒却忽然喘憋。

【联想记忆图】

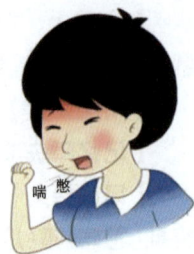

喘憋

黄药子

【功效】散结消瘿,清热解毒,凉血止血。

【应用】①瘿疾;②疮疡肿毒、咽喉肿痛及毒蛇咬伤;③血热引起的吐血、衄血、咯血等症。

【用法用量】3~9g。本品多服、久服可引起消化道反应(如呕吐、腹泻、腹痛),并对肝功能有一定损害,故凡脾胃虚弱和有肝脏疾患的病人慎用。

【记忆口诀】黄英遇黄蛇患黄疮流黄血。

【口诀释义】黄(黄)英(瘿瘤)遇黄(黄)蛇(毒蛇咬伤)患黄(黄)疮(疮痈肿毒)流黄(黄)血(吐血、衄血、咯血)。

【释义联想】黄英遇到黄蛇被咬了,患了黄疮,流黄血。

【联想记忆图】

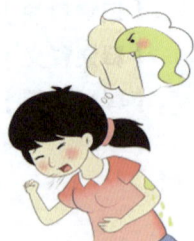

浙贝母

【**功效**】清热化痰止咳,解毒散结消痈。

【**应用**】①肺虚久咳,痰少咽燥,以及外感风热咳嗽,或痰火郁结,咳痰黄稠等症;②瘰疬、疮痈肿毒及乳痈、肺痈等症;③瘿瘤,甲状腺腺瘤。

【**用法用量**】5~10g。反乌头。

【**记忆口诀**】背痈之母婴。

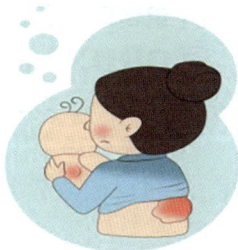

【**口诀释义**】背(贝)痈(疮痈肿毒、乳痈、肺痈、瘰疬)之母(母)婴(瘿瘤)。

【**释义联想**】患了背痈的母亲和婴儿。

【**联想记忆图**】

川贝母

【**功效**】清热润肺,化痰止咳,散结消痈。

【**应用**】①肺虚久咳,痰少咽燥,以及外感风热咳嗽,或痰火郁结,咳痰黄稠等症;②瘰疬、疮痈肿毒及乳痈、肺痈等症。

【**用法用量**】3~10g;研细粉冲服,每次 1~2g。反乌头。

【**记忆口诀**】船佣。

【**口诀释义**】船(川)佣(疮痈肿毒、乳痈、肺痈、瘰疬)。

【**释义联想**】船上的佣人。

瓦楞子

【功效】消痰化瘀,软坚散结,制酸止痛。

【应用】①瘰疬、瘿瘤等症;②癥瘕痞块;③胃痛吐酸。

【用法用量】9~15g,宜久煎。消痰散结宜生用,制酸止痛宜煅用。

【记忆口诀】瓦蒸饭,冷酸了,裸自己,带缨子。

【口诀释义】瓦(瓦)蒸(癥瘕)饭,冷(楞)酸(胃痛吐酸)了,裸(瘰疬)自(子)己,带缨(瘿瘤)子(子)。

【释义联想】用瓦蒸饭,变冷变酸了,惩罚自己裸着上身,带着写着检讨的缨子。

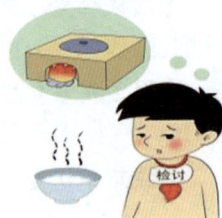

【联想记忆图】

第十四章

止咳平喘药

共性是均治疗咳、喘证。

（教材药物歌诀可以参考：止咳平喘，款冬洋花；杏仁紫菀，百部矮茶；桑皮兜铃，白果枇杷；葶苈苏子，功效皆佳。其中只治疗咳嗽，不能治疗喘息的药有百部、款冬花、紫菀、马兜铃，记为"百款紫马"。）

款冬花

【功效】润肺下气,止咳化痰。

【应用】治嗽要药,常与紫菀相须为用。

【用法用量】5~10g。

【记忆口诀】宽纸壳。

【口诀释义】宽(款)纸壳(只治疗咳嗽)。

【释义联想】宽的纸壳盒子。

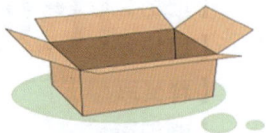

【联想记忆图】

洋金花【别名:曼陀罗,风茄花】

【功效】止咳平喘,止痛镇痉。

【应用】①喘咳无痰或痰少之症;②心腹冷痛及风湿痹痛、跌打损伤等症;③癫痫及慢惊风之痉挛抽搐。

【用法用量】0.3~0.6g,散剂吞服。如作卷烟吸,分次用,每日量不超过1.5g。外用适量。本品有剧毒。应控制剂量,以免中毒。青光眼、眼压增高者忌用。心脏病、高血压以及体弱、孕妇均当慎用。因本品服后妨碍出汗,故表证未解者忌用。热咳痰稠、咳痰不利者亦慎用。

【记忆口诀】佯喘遂佯打,筋痹守金镜。

【口诀释义】佯(洋)喘(喘咳无痰或少痰)遂佯(洋)打(跌打损伤),筋(金)痹(风湿痹证)守金(金)镜(痉挛抽搐之癫痫慢惊风)。

【释义联想】仆人假装喘憋不干活,主人就假装愤怒把她打了,仆人又说自己患了筋痹,主人就派他去守着金镜。

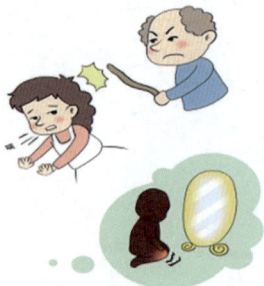

【联想记忆图】

杏仁【别名:苦杏仁】

【功效】止咳平喘,润肠通便。

【应用】①咳嗽气喘;②肠燥便秘。

【用法用量】5~10g,宜后下。有小毒,勿过量;婴儿慎用。

【记忆口诀】杏蜜。

【口诀释义】杏(杏)蜜(便秘)。

【释义联想】杏花蜜。

【联想记忆图】

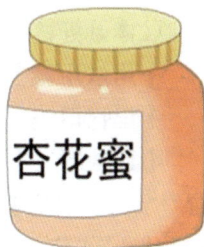

紫菀

【功效】化痰止咳。

【应用】咳嗽气逆,咳痰不爽,以及肺虚久咳,痰中带血等多种类型的咳嗽。

【用法用量】5~10g。

【记忆口诀】紫纸壳。

【口诀释义】紫(紫)纸壳(只治疗咳嗽)。

【释义联想】紫色的纸壳盒子。

【联想记忆图】

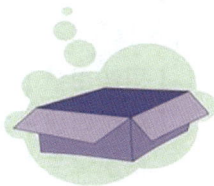

百部

【功效】润肺止咳,灭虱杀虫。

【应用】①新久咳嗽、百日咳、肺痨咳嗽等症;②蛲虫病及头虱、体虱等;③外用治荨麻疹、皮炎、体癣、蚊虫叮咬。

【用法用量】3~9g。外用适量。

【记忆口诀】白纸壳上有白虱,不挠则外痒。

【口诀释义】白(百)纸壳(只治疗咳嗽)上有白(百)虱(头虱体虱),不(部)挠(蛲虫病)则外(外用)痒(荨麻疹、皮炎、体癣、蚊虫叮咬等皮痒)。

【释义联想】白色的纸壳上有白色的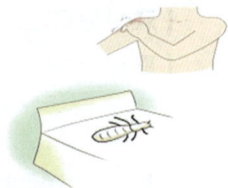
虱子,不挠的话就会导致外皮瘙痒。

【联想记忆图】

矮地茶【别名:平地木】

【功效】止咳祛痰,利水渗湿,活血祛瘀。

【应用】①咳喘痰多;②湿热黄疸、水肿等症;③跌打损伤、风湿痹痛、经闭腹痛等症。

【用法用量】15~30g。

【记忆口诀】爱月挨壁挨打要地黄茶水。

【口诀释义】爱(矮)月(经闭腹痛)挨(矮)壁(风湿痹痛)挨(矮)打(跌打损伤)要地(地)黄(黄疸)茶(茶)水(水肿)。

【释义联想】因为爱看月亮,晚上挨着墙壁看,被误解为小偷挨了打,要喝地黄泡的茶水来去火。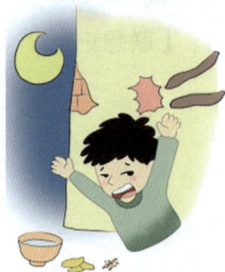

【联想记忆图】

桑白皮

【功效】泻肺平喘,利尿消肿。

【应用】①肺热咳喘、痰多之症;②浮肿、小便不利之水肿实证;③高血压病。

【用法用量】6~12g。

【记忆口诀】嗓水白呀。

【口诀释义】嗓(桑)水(水肿)白(白)呀(高血压)。

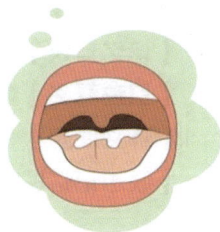

【释义联想】嗓子里的水白呀。

【联想记忆图】

马兜铃

【功效】清肺化痰,止咳平喘。

【应用】①肺热咳嗽,痰壅气促,以及肺虚久咳等症;②痔疮肿痛。

【用法用量】3~9g。剂量过大易致呕吐。

【记忆口诀】骂纸壳骂智商。

【口诀释义】骂(马)纸壳(只治疗咳嗽)骂(马)智(痔疮)商。

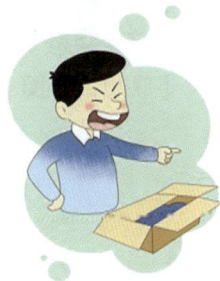

【释义联想】嫌纸壳碍事,骂纸壳,也骂放纸壳的人的智商。

【联想记忆图】

白果【别名:银杏】

【**功效**】敛肺平喘,收涩止带。

【**应用**】①喘咳、气逆、痰多之症;②白浊带下。

【**用法用量**】5~10g。大量或生食易引起中毒,宜加注意;咳嗽痰稠不利者慎用。

【**记忆口诀**】白带。

【**口诀释义**】白(白)带(白带)。

【**释义联想**】白带。

【**联想记忆图**】

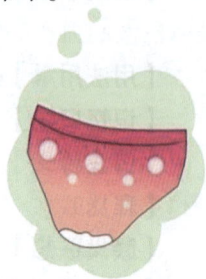

枇杷叶

【**功效**】化痰止咳,和胃降逆。

【**应用**】①咳喘痰稠;②胃热口渴,呕哕等症。

【**用法用量**】6~10g。

【**记忆口诀**】皮偶。

【**口诀释义**】皮(枇)偶(呕吐)。

【**释义联想**】皮质的木偶。

【**联想记忆图**】

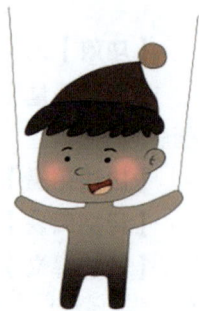

葶苈子

【功效】泻肺平喘,利水消肿。

【应用】①痰涎壅滞,咳嗽喘促的实证;②水肿、小便不利、肺心病、心力衰竭、水肿喘满。

【用法用量】3~10g。

【记忆口诀】停水。

【口诀释义】停(葶)水(水肿)。

【释义联想】停水。

【联想记忆图】

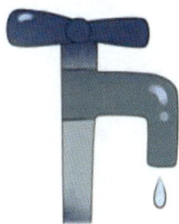

苏子

【功效】止咳平喘,润肠通便。

【应用】①痰壅气逆,咳嗽气喘;②肠燥便秘。

【用法用量】3~10g。

【记忆口诀】速觅。

【口诀释义】速(苏)觅(便秘)。

【释义联想】迅速寻觅。

【联想记忆图】

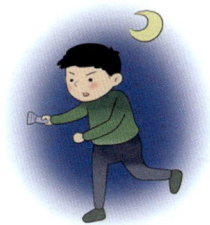

第十五章

安神药

均治疗心悸怔忡,失眠多梦;心神不宁,癫狂痫风。

(教材药物歌诀可以参考:重镇安神,朱磁琥龙;养心枣柏,欢远夜藤。)

第一节 重镇安神药

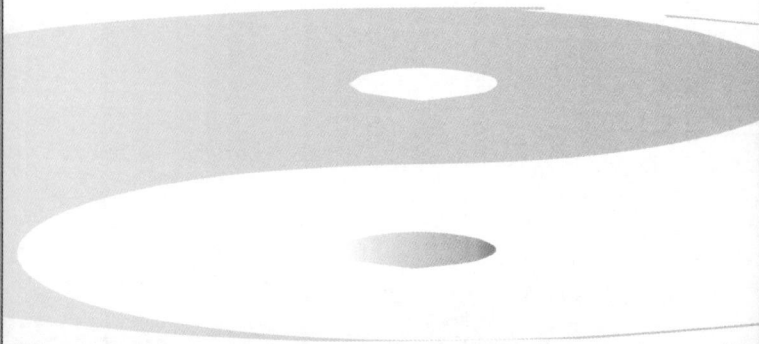

朱砂【别名:辰砂】

【**功效**】镇心安神,清热解毒。

【**应用**】①心火亢盛所致心神不安、胸中烦热、惊悸不眠等症;②疮疡肿毒,瘰疬诸症;③癫痫发狂,小儿惊风;④视物昏花。

【**用法用量**】0.1~0.5g,宜研末冲服,入丸散剂。不宜入煎剂。外用适量。内服不宜过量,也不可持续服用,免致汞中毒。肝肾功能不正常者,慎用朱砂,以免加重病情。

【**记忆口诀**】猪嫌猪目如纱窗。

【**口诀释义**】猪(朱)嫌(癫痫发狂,小儿惊风)猪(朱)目(眼目昏花)如纱(砂)窗(疮痈肿毒)。

【**释义联想**】猪嫌自己的眼目昏花,如见纱窗。

【**联想记忆图**】

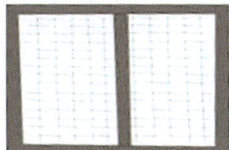

朱府

磁石

【**功效**】潜阳安神,聪耳明目,纳气平喘。

【**应用**】①阴虚阳亢所致的烦躁不宁、心悸、失眠、癫痫等症;②肝阳上亢所致的头晕头痛目眩;③肝肾阴虚所致的耳鸣、耳聋及目昏等症;④肾虚作喘之症。

【**用法用量**】9~30g,入丸、散,每次用1~3g。因吞服后不易消化,如入丸、散,不可多服。脾胃虚弱者慎用。

【**记忆口诀**】呲而时晕时喘。

【**口诀释义**】呲(磁)而(耳鸣耳聋)时(石)晕(头晕目眩)时(石)喘(肾虚作喘)。

【**释义联想**】病人痛苦,时而呲牙,时而头晕,时而喘。

【**联想记忆图**】

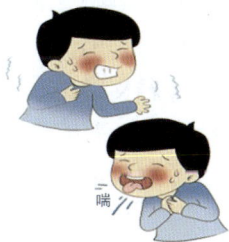

喘

琥珀

【功效】 定惊安神,活血散瘀,利尿通淋。

【应用】 ①惊风癫痫等症;②血滞经闭、癥瘕疼痛等症;③小便不利或癃闭之症。

【用法用量】 1.5～3g,研末冲服,不入煎剂。

【记忆口诀】 虎笼挣破。

【口诀释义】 虎(琥)笼(癃闭)挣(癥瘕)破(珀)。

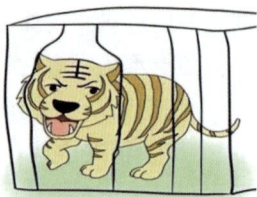

【释义联想】 虎笼被挣破了。

【联想记忆图】

龙骨

【功效】 平肝潜阳,镇静安神,收敛固涩,收湿敛疮。

【应用】 ①阴虚阳亢所致的烦躁易怒、头晕目眩等;②神志不安、心悸失眠,以及惊痫、癫狂等症;③遗精、带下、虚汗、崩漏等症;④煅龙骨研末外用,治湿疮痒疹及疮疡溃后久不愈合。

【用法用量】 15～30g,入煎剂宜先煎。外用适量。收敛固涩煅用,其他生用。

【记忆口诀】 龙晕于外窗,断绷带遗憾。

【口诀释义】 龙(龙)晕(头晕目眩之阴虚阳亢)于外(外用)窗(湿疮痒疹及疮疡溃后久不愈合),断(煅用)绷(崩漏)带(带下)遗(遗精)憾(虚汗)。

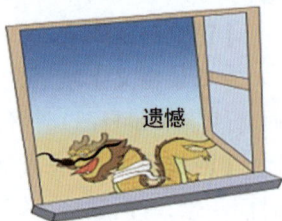

【释义联想】 龙晕倒于外窗,弄断了绷带,而感到很遗憾。

【联想记忆图】

第二节　养心安神药

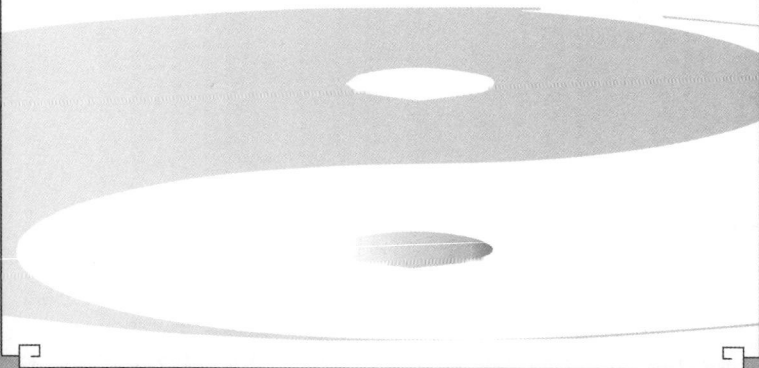

酸枣仁

【**功效**】养心安神,敛汗。

【**应用**】①失眠、惊悸;②体虚自汗、盗汗等症;③津伤口渴。

【**用法用量**】煎服 10~15g。

【**记忆口诀**】酸汗枣口渴。

【**口诀释义**】酸(酸)汗(自汗盗汗)导致枣(枣)口渴(津伤口渴)。

【**释义联想**】酸汗导致枣口渴。

【**联想记忆图**】

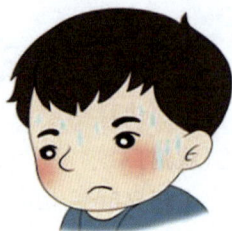

柏子仁

【**功效**】养心安神,润肠通便。

【**应用**】①虚烦不眠、惊悸怔忡等症;②肠燥便秘。

【**用法用量**】煎服 3~10g。便溏及多痰者慎用。

【**记忆口诀**】白蜜。

【**口诀释义**】白(白)蜜(便秘)。

【**释义联想**】白蜜。

【**联想记忆图**】

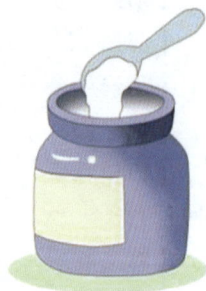

合欢皮

【**功效**】安神解郁,活血消肿。

【**应用**】①情志所伤的忿怒忧郁、虚烦不安、健忘失眠等症;②跌打骨折及痈肿、内痈等证。

【**用法用量**】6~12g。

【**记忆口诀**】何佣还(huán)打?

【**口诀释义**】何(合)佣(痈肿)还(欢)打(跌打)。

【**释义联想**】为何佣人被打之后还敢还手?

【**联想记忆图**】

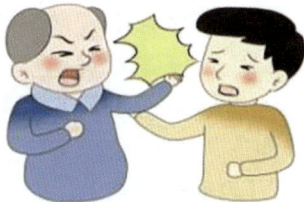

合欢花

【**功效**】安神、解郁。

【**应用**】虚烦不安、抑郁不舒、健忘失眠等证。

【**用法用量**】5~10g。

【**记忆口诀**】共性 + 何欲?

【**口诀释义**】共性 + 何(合)欲(抑郁)?

【**释义联想**】共性 + 意欲为何?

【**联想记忆图**】

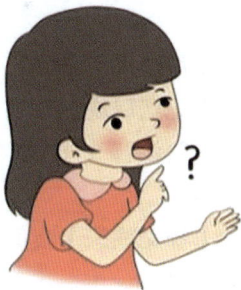

远志

【功效】宁心安神,祛痰开窍,消痈肿。

【应用】①心神不安、惊悸、失眠、健忘等症;②痰阻心窍所致的精神错乱、神志恍惚、惊痫等症,咳嗽痰多;③痈疽肿毒。

【用法用量】3~10g,外用适量。有溃疡病及胃炎者慎用。

【记忆口诀】愿谈治痈。

【口诀释义】愿(远)谈(咳嗽痰多)治(志)痈(痈疽肿毒)。

【释义联想】希望能谈论如何治疗痈证。

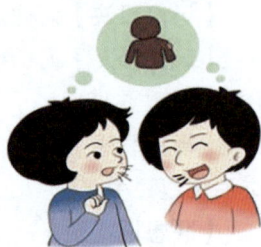

【联想记忆图】

夜交藤

【功效】养心安神,通络祛风。

【应用】①失眠;②血虚肢体酸痛;③煎汤外洗治皮肤疮疹作痒。

【用法用量】9~15g。外用适量,煎水外洗患处。

【记忆口诀】夜毙外仰。

【口诀释义】夜(夜)毙(痹证肢体酸痛)外(外用)仰(皮肤痒疹)。

【释义联想】夜间毙命,仰躺在户外。

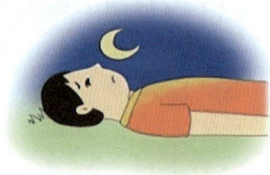

【联想记忆图】

第十六章

平肝息风药

均能治疗肝阳上亢或肝风内动之抽搐惊痫；头晕目眩。

（教材药物歌诀可以参考：平肝息风，珍珠母羚；赭石决明，牡瑁蜈蚣；刺蒺贝齿，蚕蝎地龙；罗布鲁衣，天麻钩藤。）

第一节　平抑肝阳药

石决明

【功效】平肝潜阳,清肝明目。

【应用】①头晕目眩;②目赤肿痛、翳膜遮睛、视物昏糊等症。

【用法用量】6~20g,入煎剂宜先煎。

【记忆口诀】石墓。

【口诀释义】石(石)墓(目赤)。

【释义联想】石墓。

【联想记忆图】

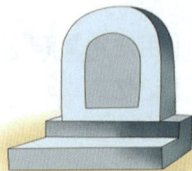

珍珠母

【功效】平肝潜阳,安神定惊,清肝明目。

【应用】①肝阴不足,肝阳上亢所致的头痛、眩晕、耳鸣;②惊悸、烦躁、失眠等症;③肝虚目昏或肝热目赤羞明等症。

【用法用量】15~25g,宜先煎。

【记忆口诀】针目镇惊。

【口诀释义】针(珍)目(目赤目翳)镇(珍珠母)惊(安神定惊,治疗烦躁失眠)。

【释义联想】针灸眼睛以镇惊。

【联想记忆图】

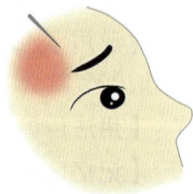

牡蛎

【功效】平肝潜阳,软坚散结,收敛固涩。

【应用】①阴虚阳亢所致的烦躁不安、心悸失眠、头晕目眩及耳鸣等症;②痰火郁结之瘰疬、痰核等症;③虚汗、遗精、带下、崩漏等症;④胃酸过多、胃溃疡。

【用法用量】9~30g,先煎。除收敛固涩系煅用外,均生用。

【记忆口诀】母为瘰疬断然遗憾地用绷带。

【口诀释义】母(牡)为(胃酸过多,胃溃疡)瘰(瘰疬痰核)疬(蛎),断(煅用)然遗(遗精)憾(虚汗)地用绷(崩漏等滑脱证)带(带下)。

【释义联想】母亲因为患了瘰疬,断然决定用绷带缠上,但是因为难看而很遗憾。

【联想记忆图】

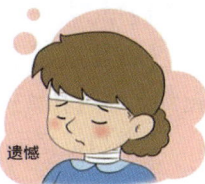

赭石

【功效】平肝潜阳,降逆,止血。

【应用】①肝阳上亢所致的头痛、眩晕等症;②嗳气、呃逆、呕吐;③气喘;④吐血、衄血及崩漏等症。

【用法用量】9~30g。孕妇慎用。

【记忆口诀】遮呕遮喘而失血。

【口诀释义】遮(赭)呕(呕吐)遮(赭)喘(喘息气逆)而失(石)血(吐血、衄血、崩漏)。

【释义联想】遮盖呕吐和哮喘病,却出现失血。

【联想记忆图】

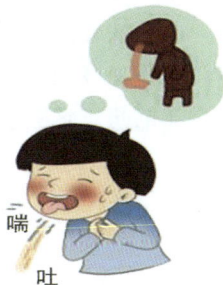

刺蒺藜

【功效】平肝疏肝，祛风明目。

【应用】①肝阳上亢所致的头痛、眩晕等症；②肝气郁结之胸胁不舒、乳闭不通等症；③风疹瘙痒；④风热所致的目赤多泪。

【用法用量】6~10g。

【记忆口诀】次诊目疾而利乳。

【口诀释义】次（刺）诊（风疹瘙痒）目（目赤多泪）疾（蒺）而利（藜）乳（乳闭不通）。

【释义联想】第二次诊治目疾，而起到了通利乳汁的作用。

【联想记忆图】

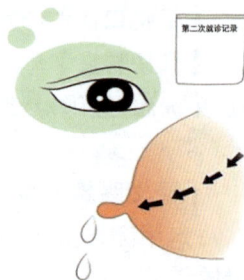

罗布麻叶

【功效】平肝，清热，降血压，利水。

【应用】①肝阳上亢或肝热型的头痛、眩晕及烦躁失眠等；②小便不利、水肿等有热象者。

【用法用量】6~12g，水煎服或开水泡服。

【记忆口诀】落水。

【口诀释义】落（罗）水（水肿）。

【释义联想】落入水中。

【联想记忆图】

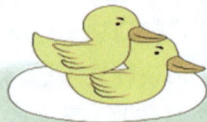

紫贝齿

【**功效**】镇惊安神,清肝明目。

【**应用**】①惊悸心烦,不眠梦多,以及小儿高热抽搐等症;②目赤肿痛、目翳,以及眩晕头痛等症。

【**用法用量**】10~15g,打碎,先煎。

【**记忆口诀**】字幕。

【**口诀释义**】字(紫)幕(目赤目翳)。

【**释义联想**】字幕。

【**联想记忆图**】

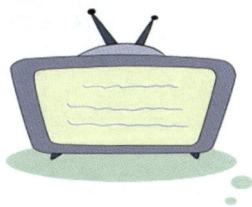

第二节　息风止痉药

共性是都可以平肝息风,治疗痉挛抽搐。

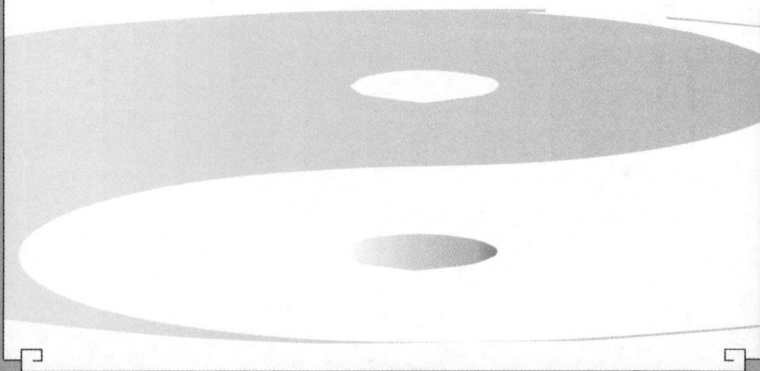

羚羊角

【功效】平肝息风,清肝明目,清热解毒。

【应用】①惊风、癫痫所致的手足抽搐等症;②肝阳上亢所致的头晕目眩;③肝火炽盛所致的目赤翳障等症;④温热病壮热神昏、谵语、躁狂等症。

【用法用量】1~3g。入煎剂宜另煎汁冲服,亦可磨汁或锉末服,每次 0.3~0.6g。

【记忆口诀】领头羊热脚木。

【口诀释义】领(羚)头(头痛)羊(羊)热(温热病壮热神昏)脚(角)木(目赤翳障)。

【释义联想】领头羊生病了,发热、脚麻木。

【联想记忆图】

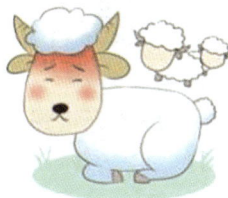

牛黄

【功效】清热解毒,息风止痉,化痰开窍。

【应用】①温热病及小儿惊风,壮热神昏,痉挛抽搐等症;②温热病热入心包或中风、惊风、癫痫等痰热阻闭心窍所致的神昏、口噤等症;③热毒郁结所致的咽喉肿痛、溃烂、口舌生疮、痈疽疔毒等症。

【用法用量】0.15~0.35g,入丸散剂。外用适量。孕妇慎用,非实热证不宜。

【记忆口诀】牛径在黄昏的黄窗下。

【口诀释义】牛(牛)径(痉挛)在黄(黄)昏(神昏)的黄(黄)窗(疮痈肿毒)下。

【释义联想】可以看到放牛的小径在黄昏的黄窗下。

【联想记忆图】

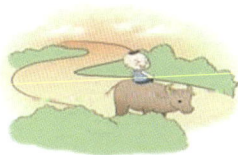

珍珠

【功效】镇心定惊,清肝除翳,收敛生肌。

【应用】①惊悸、癫痫、惊风等症;②目赤肿痛,翳障胬肉等眼病;③外用治创面久不愈合及溃疡、烂蚀诸症。

【用法用量】0.1~0.3g 多入丸散。外用适量。

【记忆口诀】针目外疮镇惊。

【口诀释义】针(珍)目(目赤目翳)外(外用)疮(疮疡)镇(珍珠母)惊(安神定惊,治疗烦躁失眠)。

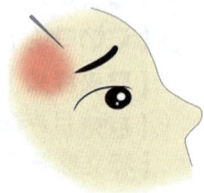

【释义联想】针灸眼睛外面的疮以镇惊。

【联想记忆图】

钩藤

【功效】息风止痉,清热平肝。

【应用】①肝风内动之惊痫抽搐、高热惊厥、小儿夜啼;②肝经有热,头胀头痛,或肝阳上亢,头晕目眩等症。

【用法用量】3~12g,不宜久煎。

【记忆口诀】够头。

【口诀释义】够(钩)头(头晕目眩)。

【释义联想】够头部。

【联想记忆图】

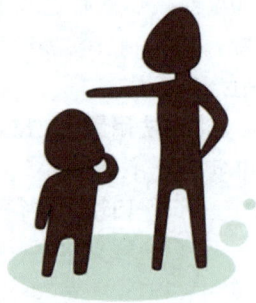

天麻

【功效】息风止痉,平肝潜阳。

【应用】①肝风内动,惊痫抽搐等症;②肝阳上亢所致的眩晕、头痛等症;③风湿痹痛及肢体麻木、手足不遂等症。

【用法用量】3~10g。

【记忆口诀】舔头舔臂。

【口诀释义】舔(天)头(头晕目眩)舔(天)臂(痹证疼痛)。

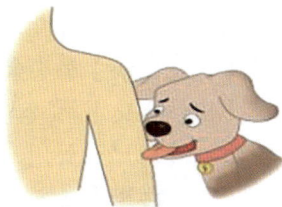

【释义联想】舔头舔臂。

【联想记忆图】

地龙

【功效】清热息风,平喘,通络,利尿。

【应用】①壮热惊痫、抽搐等症;②肺热哮喘、痰鸣喘息;③中风病半身不遂、风湿痹病之关节红肿热痛、屈伸不利等症;④热结膀胱,小便不利,或尿闭不通症。

【用法用量】5~10g。外用适量。

【记忆口诀】抵壁地龙因低风而低喘。

【口诀释义】抵(地)壁(痹证)地(地)龙(癃闭)因低(地)风(中风)而低(地)喘(痰鸣喘息)。

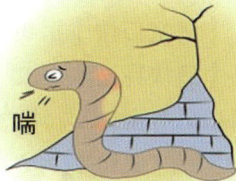

喘

【释义联想】抵在墙壁上的地龙因为低处有风而低喘。

【联想记忆图】

全蝎

【功效】息风止痉,解毒散结,通络止痛。

【应用】①急慢惊风、中风面瘫、破伤风等痉挛抽搐之症;②疮疡肿毒、瘰疬结核等症;③顽固性偏正头痛、风湿痹痛等症。

【用法用量】煎服 3~6g。研末吞服,每次 0.6~1g。外用适量。本品有毒,用量不可过大。血虚生风者慎用。

【记忆口诀】拳头全闭,外疮外裸。

【口诀释义】拳(全)头(头痛)全(全)闭(痹证疼痛),外(外用)疮(疮痈肿毒)外(外用)裸(瘰疬结核)。

【释义联想】拳击手的拳头全闭合了,因为患了外疮并裸露在外。

【联想记忆图】

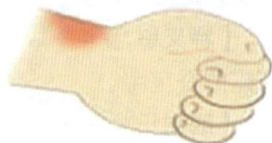

蜈蚣

【功效】息风止痉,解毒散结,通络止痛。

【应用】①急慢惊风、破伤风等痉挛抽搐之症;②疮疡肿毒、瘰疬溃烂等症;③顽固性头部抽掣疼痛、风湿痹痛等症。

【用法用量】煎服 3~5g。研末吞服,每次 0.6~1g。外用适量,研末或油浸涂敷患处。本品有毒,用量不可过大。孕妇忌用。

【记忆口诀】捂头舞弊,谎外疮外裸。

【口诀释义】捂(蜈)头(头痛)舞(蜈)弊(痹证),谎外(外用)疮(疮痈肿毒)外(外用)裸(瘰疬)。

【释义联想】捂着头舞弊,谎称是因为外疮容易外裸。

【联想记忆图】

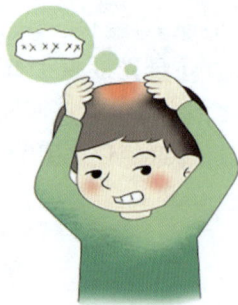

僵蚕【别名:白僵蚕】

【功效】息风止痉,祛风止痛,解毒散结。

【应用】①肝风内动与痰热壅盛所致的抽搐惊痫;②风热与肝热所致的头痛目赤、咽喉肿痛、风虫牙痛等症;③瘰疬痰核、疔肿丹毒等症;④中风之口眼歪斜。

【用法用量】煎服 5~10g。散风热宜生用,一般多炒制用。

【记忆口诀】白猴将口吃姜头裸蚕。

【口诀释义】白(白)猴(喉痛)将(僵)口(口眼歪斜)吃姜(僵)头(头痛目赤)裸(瘰疬)蚕(蚕)。

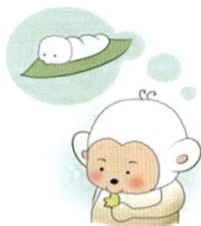

【释义联想】白猴将口用来吃姜头和裸露的蚕宝宝。

【联想记忆图】

第十七章

开 窍 药

共性是都治疗猝然昏厥,分为闭证和脱证。

(教材药物歌诀可以参考:开窍麝香,冰苏菖蒲;神昏谵语,昏迷醒苏。)

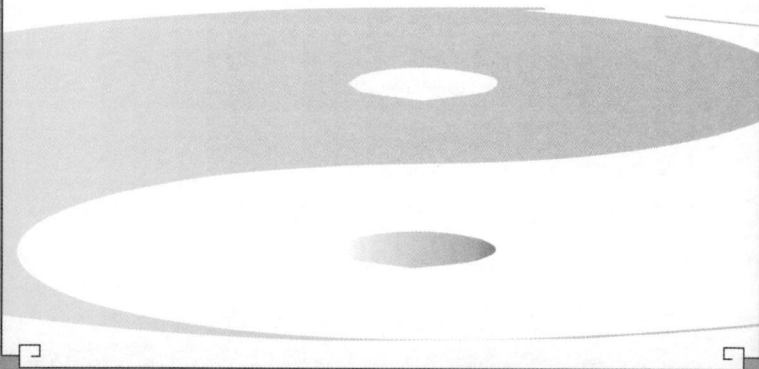

麝香

【功效】开窍醒神,活血散结,止痛,催产。

【应用】①温热病热入心包神昏痉厥、中风痰厥、惊痫等闭证;②内服或外用于疮疡肿毒;③心腹暴痛、跌打损伤及痹证诸痛;④胎死腹中或胞衣不下等症。

【用法用量】0.03~0.1g,入丸散,不宜入煎剂。外用适量。孕妇忌用。

【记忆口诀】舌疮舌痛看舌苔。

【口诀释义】舌(麝)疮(疮疡肿毒)舌(麝)痛(心腹暴痛痹证等疼痛)看舌(麝)苔(胎死腹中或胞衣不下)。

【释义联想】患了舌疮导致舌痛,治疗时医生要看舌苔。

【联想记忆图】

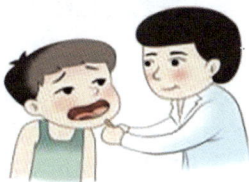

冰片

【功效】开窍醒神,清热止痛。

【应用】①神昏、痉厥诸症;②各种疮疡、咽喉肿痛、口疮、目疾等症。

【用法用量】0.15~0.3g,入丸散,不宜入煎剂。外用适量。孕妇慎服。

【记忆口诀】病疮。

【口诀释义】病疮(疮痈肿毒)。

【释义联想】病疮。

【联想记忆图】

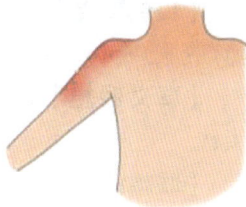

苏合香

【**功效**】开窍辟秽,止痛。

【**应用**】①中风痰厥,卒然昏厥的寒闭之症;②胸腹冷痛满闷之症。

【**用法用量**】0.3~1g,宜入丸散剂,不入煎剂。

【**记忆口诀**】素痛。

【**口诀释义**】素痛(胸腹冷痛满闷)。

【**释义联想**】素痛。

【**联想记忆图**】

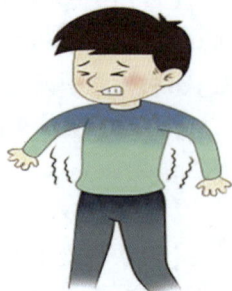

石菖蒲

【**功效**】开窍豁痰、醒神益智、化湿和胃。

【**应用**】①中风病痰湿蒙蔽清窍所致的神志昏乱,高热及痰热蒙蔽心窍所致的神昏谵语、癫狂抽搐;②可醒神益智用于健忘、心神失养之失眠多梦心悸,湿浊蒙窍之头晕头昏嗜睡,痰浊上扰之耳鸣耳聋;③化湿醒脾治疗腹胀痞满噤口痢,化湿止带治疗赤白带下。

【**用法用量**】3~10g,鲜品加倍。外用适量。

【**记忆口诀**】食神世代视障常头昏。

【**口诀释义**】食(石)神(神志昏乱)世(石)代(带下)视(石)障(腹胀)常(菖)头昏(头昏)。

【**释义联想**】食神世代视障常感到头昏。

【**联想记忆图**】

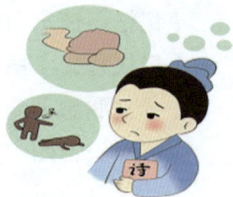

第十八章

补 虚 药

第一节　补气药

共性是均可补脾、肺(除白术、扁豆只补脾外,其他都补肺气)。治疗脾虚倦怠、纳呆、泄泻、白带;肺虚喘咳气促。

(教材药物歌诀可以参考:补气用参,白术芪草;扁豆山药,饴糖蜜枣。)

人参

【功效】大补元气,补脾益肺,生津止渴,安神增智。

【应用】①气虚欲脱;②脾气不足;③肺气亏虚;④津伤口渴、消渴;⑤心神不安、失眠多梦、惊悸健忘;⑥血虚及阳痿等症。

【用法用量】3~9g,宜文火另煎,将参汁兑入其他药汤内饮服。研末吞服,每次2g,日服2次。如挽救虚脱,当用大量(15~30g)煎汁分数次灌服。实证、热证而正气不虚者忌服。反黎芦,畏五灵脂,恶皂荚,均忌同用。服人参不宜喝茶和吃萝卜,以免影响药力。

【记忆口诀】心、肺、脾、肾,阴阳气血。

【口诀释义】心(心神不安、失眠多梦、惊悸健忘)、肺(肺虚喘咳气促)、脾(脾虚倦怠、纳呆、痞满、呕吐、泄泻)、肾(阳痿)、阴(消渴)阳(阳痿)气(气虚欲脱)血(血虚面色萎黄,头晕心慌)。

【释义联想】心、肺、脾、肾,阴阳气血。

【联想记忆图】

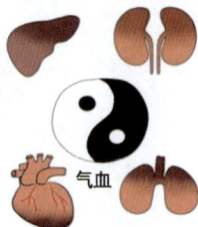

西洋参

【功效】补气养阴,清火生津。

【应用】①阴虚火旺,喘咳痰血;②热病气阴两伤,烦倦口渴;③津液不足,口干舌燥;④肠热便血。

【用法用量】3~6g。另煎和服。本品性寒,能伤阳助湿,故中阳衰微,胃有寒湿者忌服。忌铁器火炒,反黎芦。

【记忆口诀】洗便血仰咳甚渴。

【口诀释义】洗(西)便血(便血)仰(洋)咳(喘咳痰血之阴虚火旺)甚(参)渴(口干舌燥消渴)。

【释义联想】洗便血之后,仰头咳嗽,感到很渴。

【联想记忆图】

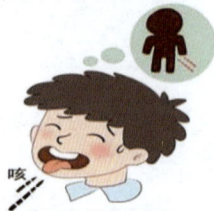

党参

【**功效**】补中益气,生津养血。

【**应用**】①中气不足;②肺气亏虚;③热病伤津,气短口渴;④血虚面色萎黄,头晕心慌。

【**用法用量**】9~30g。本品对虚寒证最为适用,如若属热证,则不宜单独应用。反藜芦,也不宜同用。

【**记忆口诀**】挡废品,扫深雪,甚渴。

【**口诀释义**】挡(党)废(肺虚喘咳气促)品,扫深(参)雪(血虚面色萎黄,头晕心慌),甚(参)渴(津伤口渴)。

【**释义联想**】为了挡住废品,去扫雪,感到很渴。

【**联想记忆图**】

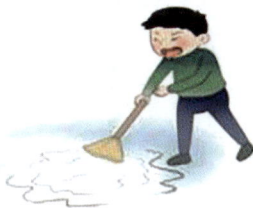

太子参

【**功效**】补气生津。

【**应用**】脾虚食少、倦怠乏力、心悸自汗、肺虚咳嗽、津亏口渴等症。

【**用法用量**】9~30g。

【**记忆口诀**】一味清补,功似人参。

【**联想记忆图**】

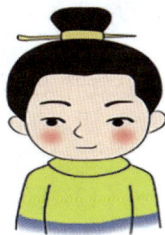

太　子

205

白术

【功效】补气健脾,燥湿利水,止汗安胎。

【应用】①脾气虚弱,运化失常所致食少便溏、脘腹胀满、倦怠无力等症;②脾虚不能运化,水湿停留,而为痰饮水肿等症;③脾虚气弱,肌表不固而自汗;④妊娠脾虚气弱、胎气不安之症。

【用法用量】6~12g。燥湿利水宜生用,补气健脾宜炒用,健脾止泻宜炒焦用。本品燥湿伤阴,故只适用于中焦有湿之证,如属阴虚内热或津液亏耗燥渴者,均不宜服。

【记忆口诀】白水白汗伤猪胎。

【口诀释义】白(白)水(水肿)白(白)汗(表虚自汗)伤猪(术)胎(胎动不安)。

【释义联想】怀孕的猪喝白水出了很多白汗,损伤猪胎。

【联想记忆图】

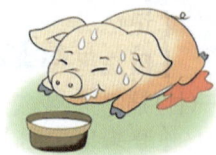

黄芪

【功效】补气升阳,益卫固表,托毒生肌,利水退肿。

【应用】①脾肺气虚或中气下陷之症;②卫气虚所致表虚自汗;③气血不足所致痈疽不溃或溃久不敛;④浮肿尿少;⑤气虚血滞导致的肢体麻木、关节痹痛或半身不遂,以及气虚津亏的消渴等症。

【用法用量】9~30g。补气升阳宜炙用,其他方面多生用。本品补气升阳,易于助火,又能止汗,故凡表实邪盛、气滞湿阻、食积内停、阴虚阳亢、痈疽初起或溃后热毒尚盛等证,均不宜用。

【记忆口诀】黄县荒滩喝黄水流黄汗长黄疮,肺气启闭才气消。

【口诀释义】黄(黄)县(中气下陷)荒(黄)滩(偏瘫)喝黄(黄)水(水肿尿少)流黄(黄)汗(表虚自汗)长黄(黄)疮(疮痈肿毒不溃或溃久不收),肺(脾肺气虚)气(芪)启(芪)闭(痹痛)才气(芪)消(消渴)。

【释义联想】在黄县的荒滩上喝了黄水,流黄汗长黄疮,直到用了启闭肺气的方法,邪气才消。

【联想记忆图】

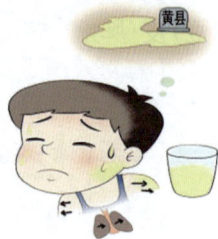

甘草

【功效】补脾益气,润肺止咳,缓急止痛,缓和药性。

【应用】①脾胃虚弱,中气不足,气短乏力,食少便溏;②咳嗽痰多气喘;③心气虚证之心悸、脉结代;④脘腹或四肢挛急作痛;⑤热毒疮疡、痈疽疮毒、咽喉肿痛、食物或药物中毒;⑥缓和药性,调和百药。

【用法用量】2~10g。清火解毒宜生用,补中缓急宜炙用。本品味甘,能助湿壅气,令人中满,故湿盛而胸腹胀满及呕吐者忌服。反大戟、芫花、海藻。久服较大剂量的甘草,每易引起浮肿,使用也当注意。

【记忆口诀】干疮、干咳、干痛导致心肝、肝脾已干涸。

【口诀释义】干(甘)疮(疮痈肿毒)干(甘)咳(肺虚喘咳气促)干(甘)痛(脘腹或四肢挛急作痛)导致心(心悸、脉结代)肝(甘)、肝(干)脾(脾虚乏力便溏)已干(甘)涸(调和诸药)。

【释义联想】干疮、干咳、干痛,导致内脏已经干涸了。

【联想记忆图】

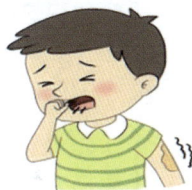

扁豆

【功效】健脾化湿。

【应用】①脾虚有湿,体倦乏力、食少便溏或泄泻,以及妇女脾虚湿浊下注、白带过多;②暑湿吐泻;③食物中毒。

【用法用量】9~15g。健脾止泻宜炒用,消暑宜生用。

【记忆口诀】边吐边读兜皮。

【口诀释义】边(扁)吐(暑湿吐泻)边(扁)读(食物中毒)兜(豆)皮(脾虚乏力、便溏、白带)。

【释义联想】一边吐一边读兜子皮上的文字。

【联想记忆图】

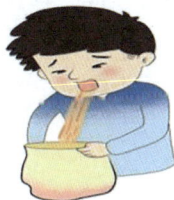

山药

【功效】益气养阴,补脾肺肾。

【应用】①脾虚气弱,食少便溏或泄泻;②肺虚喘咳;③肾虚遗精、尿频、妇女白带过多;④消渴。

【用法用量】煎服 10~30g。补阴宜生用,健脾止泻宜炒黄用。本品养阴能助湿,故湿盛中满或有积滞者忌服。

【记忆口诀】闪肾后膳费要消。

【口诀释义】闪(山)肾(肾虚遗精,尿频白带多)后膳(山)费(肺虚喘咳气促)要(药)消(消渴)。

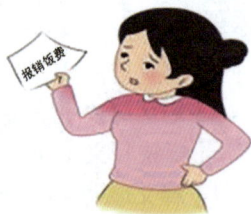

【释义联想】闪腰伤肾后休病假,膳食费需要报销。

【联想记忆图】

饴糖

【功效】补脾益气,缓急止痛,润肺止咳。

【应用】①劳倦伤脾,气短乏力、纳食减少;②虚寒腹痛,喜温喜按,得食则减;③肺虚咳嗽,干咳无痰、气短作喘。

【用法用量】30~60g,入汤剂分二至三次溶化服。也可熬膏或为丸服。本品助湿生热,令人中满,故湿热内郁、中满吐逆、痰热咳嗽、小儿疳积等证,均不宜服。

【记忆口诀】一咳一痛。

【口诀释义】一(饴)咳(肺虚喘咳气促)一(饴)痛(虚寒腹痛)。

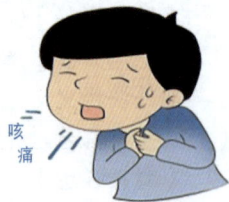

【释义联想】一咳嗽就痛。

【联想记忆图】

蜂蜜

【功效】补中缓急,润肺止咳,滑肠通便。

【应用】①脾胃虚弱,倦怠食少、脘腹作痛;②肺虚久咳及肺燥干咳、咽干等症;③肠燥便秘;④有解毒作用。外敷可治疮疡、烫伤;内服解乌头、附子毒。

【用法用量】15~30g。冲服,或入丸剂、膏剂。外用适量敷患处。因能助湿,令人中满,且可滑肠,故有湿热痰滞、胸闷不宽及便溏或泄泻者忌服。

【记忆口诀】封壳的蜂毒是秘密。

【口诀释义】封(蜂)壳(肺虚喘咳气促)的蜂(蜂)毒(解药物疮疡等毒)是秘(蜜)密(便秘)。

【释义联想】用蜂毒来密封外壳,这是个秘密。

【联想记忆图】

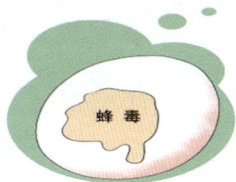

大枣

【功效】补中益气,养血安神,缓和药性。

【应用】①中气不足,脾胃虚弱,体倦乏力,食少便溏;②血虚面色萎黄,妇女脏躁;③配伍峻烈药同用以缓和药性。

【用法用量】煎服 6~15g。为丸服当去皮核捣烂。本品助湿生热,令人中满,故湿盛脘腹胀满、食积、虫积、龋齿作痛以及痰热咳嗽均忌服。

【记忆口诀】大雪盖枣核。

【口诀释义】大(大)雪(血虚面色萎黄脏躁)盖枣(枣)核(调和诸药)。

【释义联想】大雪盖住了地上的枣核。

【联想记忆图】

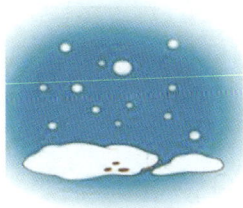

第二节　补阳药

共性是均可补肾阳,治畏寒肢冷,腰膝酸软或冷痛,阳痿早泄,宫冷不孕,白带清稀,夜尿频多。

(教材药物歌诀可以参考:补阳胎盘,续仙蛤茸;骨脂碎补,芦巴戟仲;菟苑韭子,智桃冬虫;淫狗肾脊,锁阳起蓉。

二级歌诀:"阳骨菟淫"或"阳谷兔淫"。)

紫河车

【**功效**】补精,养血,益气。

【**应用**】①肾气不足,精血衰少所致的不孕或阳痿、遗精、腰酸、头晕、耳鸣等症;②气血亏虚,消瘦乏力,面色萎黄,产后乳少;③肺肾两虚的气喘、久咳;④气血亏虚,癫痫久发不止。

【**用法用量**】2~3g,研末装胶囊吞服。阴虚火旺者不宜单独应用。

【**记忆口诀**】龇须喘喝还闲扯。

【**口诀释义**】龇(紫)须(气血亏虚)喘(肺肾两虚,气喘久咳)喝(河)还闲(癫痫久作)扯(车)。

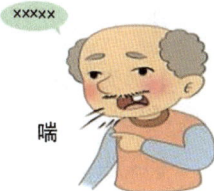

【**释义联想**】龇着胡须一边喘喝一边还闲扯。

【**联想记忆图**】

续断

【**功效**】补肝肾,行血脉,续筋骨。

【**应用**】①腰痛脚弱、遗精、崩漏;②胎漏下血、胎动欲坠;③跌仆损伤、金疮、痈疽溃疡。

【**用法用量**】煎服9~15g。崩漏下血宜炒用。外用适量研末敷。

【**记忆口诀**】虚胎被打断。

【**口诀释义**】虚(续)胎(胎动不安)被打(跌打金疮痈疡)断(断)。

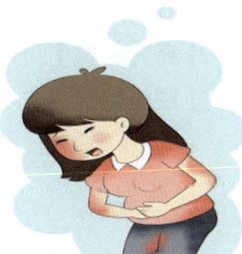

【**释义联想**】虚弱的怀胎被打断了。

【**联想记忆图**】

仙茅

【功效】温肾壮阳,祛寒除湿。

【应用】①阳痿精冷、小便不禁、心腹冷痛;②腰膝冷痹、筋骨痿软;③阳虚冷泻。

【用法用量】3~10g,煎服或浸酒服,也可入丸散。本品功效与淫羊藿相似,而药性燥热,有伤阴之弊,故阴虚火旺者忌服。

【记忆口诀】献币卸锚。

【口诀释义】献(仙)币(腰膝冷痹、筋骨痿软)卸(阳虚冷泻)锚(茅)。

【释义联想】献币才能卸下船锚停船。

【联想记忆图】

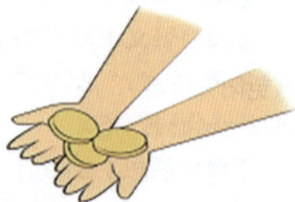

蛤蚧

【功效】补肺气,助肾阳,定喘嗽,益精血。

【应用】①肺虚咳嗽、肾虚作喘、虚劳喘咳;②阳痿。

【用法用量】3~6g,水煎服。多入丸散或浸酒服用。风寒或实热喘咳均忌服。

【记忆口诀】哥喘。

【口诀释义】哥(蛤)喘(肺虚咳嗽、肾虚作喘、虚劳喘咳)。

【释义联想】哥喘。

【联想记忆图】

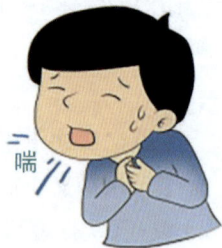

鹿茸

【功效】补肾阳,益精血,强筋骨。

【应用】①肾阳不足,精血亏虚之畏寒肢冷、阳痿早泄、宫冷不孕、小便频数、腰膝酸痛、头晕耳聋、精神疲乏等症;②精血不足,筋骨无力或小儿发育不良、骨软行迟、囟门不合等症;③妇女冲任虚寒,带脉不固,崩漏不止、带下过多;④疮疡久溃不敛、阴疽内陷不起等症。

【用法用量】1~2g,研细末冲服。1 日 3 次分服。或入丸散,随方配制。服用本品宜从小量开始,缓缓增加,不宜骤用大量,以免阳升风动,头晕目赤,或伤阴动血。凡阴虚阳亢、血分有热、胃火盛或肺有痰热以及外感热病者均忌服。

【记忆口诀】鹿绷鹿疮用鹿骨和鹿带。

【口诀释义】鹿(鹿)绷(崩漏)鹿(鹿)疮(疮疡久溃不敛)用鹿(鹿)骨(筋骨无力,发育不良)和鹿(鹿)带(带下)。

【释义联想】鹿受伤了,用鹿骨和鹿皮做的带子来绷鹿疮。

【联想记忆图】

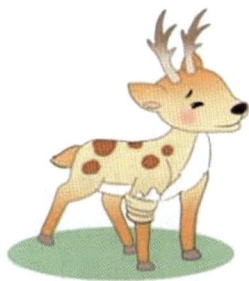

213

补骨脂

【功效】补肾壮阳,固精缩尿,温脾止泻。

【应用】①肾阳不足,阳痿、腰膝冷痛、滑精、遗尿、尿频;②虚寒喘咳;③脾肾阳虚的泄泻;④外用治疗白癜风、斑秃。

【用法用量】6~10g。本品性质温燥,能伤阴助火,故阴虚火旺及大便秘结者忌服。

【记忆口诀】不喘不泻防外秃。

【口诀释义】不(补)喘(虚寒喘咳)不(补)泻(脾肾阳虚泄泻)防外(外用)秃(白癜风、斑秃)。

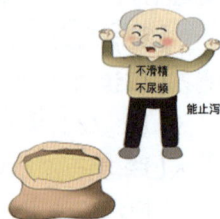

不滑精
不尿频

能止泻

【释义联想】不喘不泻以防外表可见的斑秃。

【联想记忆图】

胡芦巴

【功效】温肾阳,逐寒湿。

【应用】①肾阳不足而有寒湿之证;②寒疝。

【用法用量】5~10g 煎服。阴虚火旺或有湿热者忌服。

【记忆口诀】狐疝。

【口诀释义】狐(葫)疝(寒疝)。

【释义联想】狐疝。

【联想记忆图】

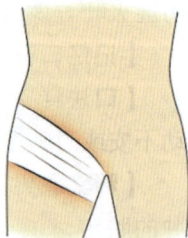

疝气时突时缩为狐疝

巴戟天

【功效】补肾助阳,祛风除湿。

【应用】①阳痿、尿频、宫冷不孕、月经不调、少腹冷痛;②腰膝疼痛或软弱无力。

【用法用量】3~10g。本品补肾助阳,性质柔润,不若淫羊藿之燥散,但只适用于阳虚有寒湿之证,如阴虚火旺或有湿热者均不宜服。

【记忆口诀】霸币。

【口诀释义】霸(巴)币(风湿痹证)。

【释义联想】霸占钱币。

【联想记忆图】

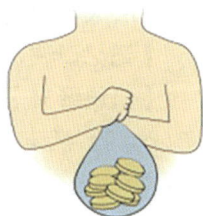

杜仲

【功效】补肝肾,强筋骨,安胎。

【应用】①肝肾不足,腰膝酸痛或痿软无力之症;②肝肾虚寒,阳痿、尿频等症;③胎动不安或习惯堕胎;④肝阳上升,头目眩晕。

【用法用量】6~10g。炒用疗效较生用为佳。为温补之品,阴虚火旺者慎用。

【记忆口诀】毒晕肿胎。

【口诀释义】毒(杜)晕(肝阳上亢,头晕目眩)肿(仲)胎(胎动不安或习惯性堕胎)。

【释义联想】母亲乱服药毒晕水肿的胎儿。

【联想记忆图】

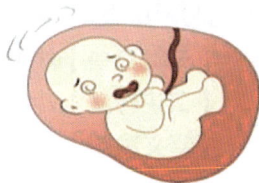

菟丝子

【功效】补阳益阴,固精缩尿,明目止泻。

【应用】①腰膝酸痛、阳痿、滑精、小便频数、白带过多;②目暗不明;③脾虚便溏或泄泻;④肝肾不足,胎元不固,阴亏消渴;⑤外用治疗白癜风。

【用法用量】6~12g。本品为平补之药,但仍偏补阳,故阴虚火旺,大便燥结、小便短赤者不宜服。

【记忆口诀】土木突泻,死胎外白。

【口诀释义】土(菟)木(目暗不明)突(菟)泻(脾虚泄泻),死(丝)胎(胎动不安)外(外用治疗)白(白癜风)。

【释义联想】房顶上的土木突然倾泻下来,砸死了胎儿,面色死白。

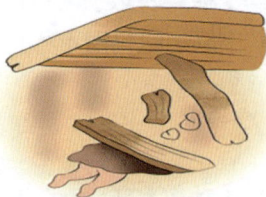

【联想记忆图】

沙苑子

【功效】补肾固精,养肝明目。

【应用】①肾虚腰痛、阳痿遗精、遗尿尿频、白带过多;②目暗不明、头昏目花。

【用法用量】9~15g。本品为温补固涩之品,阴虚火旺及小便不利者忌服。

【记忆口诀】沙眼。

【口诀释义】沙(沙)眼(目暗不明)。

【释义联想】沙眼。

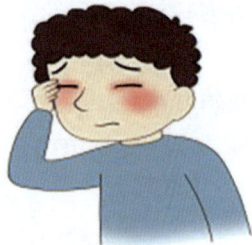

【联想记忆图】

韭子

【功效】补肝肾,暖腰膝,壮阳,固精。

【应用】①肾阳虚衰、肝肾不足引起的阳痿、腰膝酸软冷痛;②肾气不固之遗精、尿频、白带过多。

【用法用量】3~9g,水煎或入丸散服。阴虚火旺者忌服。

【记忆口诀】久尿(suī)湿带子。

【口诀释义】久(韭)尿(尿频)湿带(白带)子(子)。

【释义联想】久病尿频,浸湿了带子。

【联想记忆图】一个人穿着短裤,在腿上绑着一些绷带,因尿频被尿打湿了。

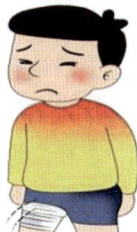

益智仁

【功效】温脾开胃摄唾,暖肾固精缩尿。

【应用】①脾肾受寒,腹痛吐泻;②中气虚寒,食少多唾;③肾气虚寒,遗精、遗尿,尿有余沥,夜尿增多。

【用法用量】3~10g。本品燥热,能伤阴助火,故阴虚火旺或因热而患遗精、尿频、崩漏等症均忌服。

【记忆口诀】一泻一尿(suī),虽止遗而人虚。

【口诀释义】一(益)泻(脾虚泄泻)一(益)尿(尿频),虽止(智)遗(遗精)而人(仁)虚(食少多唾,中气虚寒)。

【释义联想】腹泻又尿频,虽然经治疗止住了遗尿,而病人仍然很虚弱。

【联想记忆图】

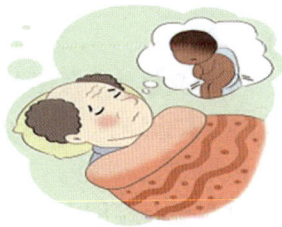

胡桃肉【别名:核桃仁】

【功效】补肾,温肺,润肠。

【应用】①腰痛脚弱;②虚寒喘咳;③肠燥便秘。

【用法用量】6~9g。定喘止咳宜连皮用,润肠通便宜去皮用。阴虚火旺、痰热咳嗽及便溏者均不宜服。

【记忆口诀】壶壳讨蜜。

【口诀释义】壶(胡)壳(虚寒喘咳)讨(桃)蜜(便秘)。

【释义联想】用壶壳来讨蜜。

【联想记忆图】

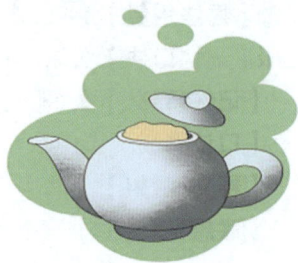

冬虫夏草

【功效】益肾补肺,止血化痰。

【应用】①阳痿遗精、腰膝酸痛;②久咳虚喘、劳嗽痰血;③病后体虚不复或自汗畏寒。

【用法用量】3~9g,煎汤服;或与鸡、鸭、猪肉等炖服;也可以入丸散。有表邪者不宜用。

【记忆口诀】冬咳宠虚而夏汗。

【口诀释义】冬(冬)咳(久咳虚喘)宠(虫)虚(体虚)而夏(夏)汗(自汗畏寒)。

【释义联想】孩子冬天咳嗽,是因为家长溺爱导致身体虚弱,而到了夏天容易出汗。

【联想记忆图】

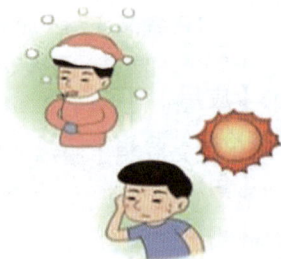

淫羊藿【别名:仙灵脾】

【功效】补肾壮阳,祛风除湿。

【应用】①阳痿、尿频、腰膝无力;②风寒湿痹或肢体麻木。

【用法用量】6~10g,水煎服;也可浸酒、熬膏或入丸散。阴虚火旺者不宜服。

【记忆口诀】银币。

【口诀释义】银(淫)币(风寒湿痹)。

【释义联想】银币。

【联想记忆图】

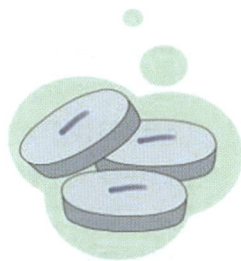

海狗肾

【功效】补肾壮阳。

【应用】肾虚阳衰所致的男子阳痿、阴冷,以及畏寒肢冷、腰酸尿频等症。

【用法用量】2~6g,研末入丸散。内热多火者忌服。

【记忆口诀】共性(肾阳不足)。

阳起石

【功效】温肾壮阳。

【应用】肾阳虚衰之男子阳痿、女子宫冷,以及下焦虚寒、腰膝冷痹等症。

【用法用量】3~6g,入丸散服。阴虚火旺者忌用。不宜久服。

【记忆口诀】共性(肾阳不足)。

锁阳

【功效】补肾助阳,润肠通便。

【应用】①阳痿、不孕、腰膝痿弱、筋骨无力;②肠燥津枯的大便秘结。

【用法用量】5~10g。阴虚阳旺、脾虚泄泻、实热便秘均忌服。

【记忆口诀】索蜜。

【口诀释义】索(锁)蜜(便秘)。

【释义联想】索要蜂蜜。

【联想记忆图】

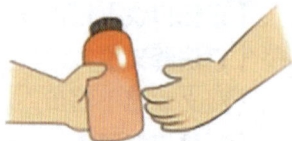

肉苁蓉【别名:淡大芸】

【功效】补肾助阳,润肠通便。

【应用】①阳痿、不孕、腰膝冷痛或筋骨无力;②肠燥津枯之大便秘结。

【用法用量】6~10g。本品补阳不燥,药力和缓,入药少则不效,故用量宜大。因能助阳,滑肠,故阴虚火旺及大便泄泻者忌服。肠胃有实热之大便秘结者亦不宜用。

【记忆口诀】揉蜜。

【口诀释义】揉(肉)蜜(便秘)。

【释义联想】揉蜜。

【联想记忆图】

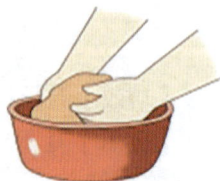

第三节　补血药

治疗面色萎黄、唇甲苍白、头晕眼花、心慌心悸、月经量少等。

（教材药物歌诀可以参考：补血用药，当归白芍；龙眼熟地，首乌阿胶。）

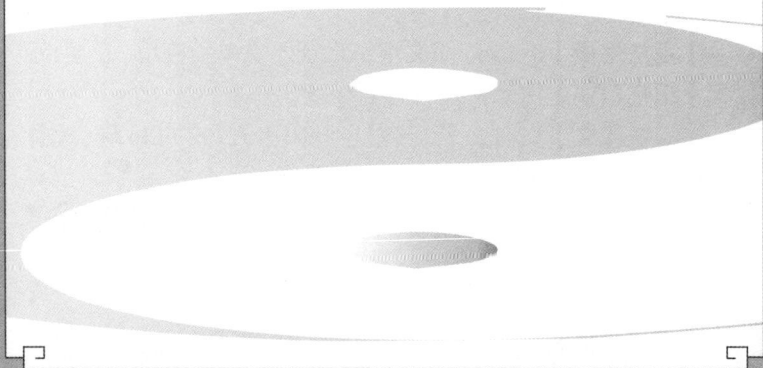

当归

【功效】补血,活血,止痛,润肠。

【应用】①血虚诸症;②月经不调、经闭、痛经;③虚寒腹痛、瘀血作痛、跌打损伤、痹痛麻木;④痈疽疮疡;⑤血虚肠燥便秘。

【用法用量】6~12g。补血用当归身,破血用当归尾,和血(即补血活血)用全当归。酒制能加强活血的功效。湿盛中满、大便泄泻者忌服。

【记忆口诀】当月裆疮裆痛,闺蜜规避跪打。

【口诀释义】当(当)月(月经病,妇科调经要药)裆(当)疮(疮疡肿毒)裆(当)痛(疼痛,善治血虚血瘀之痛),闺(归)蜜(便秘)规(归)避(痹证)跪(归)打(跌打损伤)。

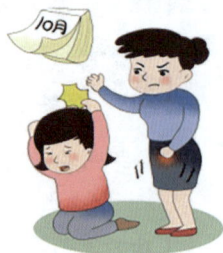

【释义联想】当月患了病导致裆疮裆痛,闺蜜规避她却遭到跪打。

【联想记忆图】

白芍

【功效】养血敛阴,柔肝止痛,平抑肝阳。

【应用】①血虚证,月经不调、经行腹痛、崩漏、自汗、盗汗;②肝气不和,胁肋脘腹疼痛,或四肢拘挛作痛;③肝阳上亢,头痛、眩晕之症;④自汗、盗汗。

【用法用量】6~15g。阳衰虚寒之证不宜单独应用。反藜芦。

【记忆口诀】白晕白痛百月而少汗。

【口诀释义】白(白)晕(眩晕之肝阳上亢)白(白)痛(缓急止痛)百(白)月(月经不调)而少(芍)汗(自汗盗汗)。

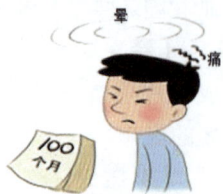

【释义联想】白白地头晕、疼痛了一百个月导致少汗。

【联想记忆图】

龙眼肉【别名:桂圆肉】

【功效】补心脾,益气血。

【应用】①心脾两虚,惊悸、怔忡、失眠、健忘;②气血不足之证。

【用法用量】9~15g,煎汤。湿阻中满或有停饮、痰、火者忌服。

【记忆口诀】聋记严眠补血肉。

【口诀释义】聋(龙)记(惊悸怔忡)严(眼)眠(失眠健忘)补血(气血不足)肉(肉)。

【释义联想】聋人记得要严格遵守睡眠时间,以补充血肉。

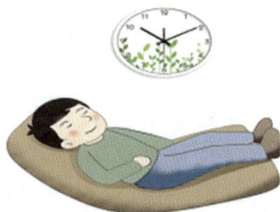

【联想记忆图】

熟地黄

【功效】养血滋阴,补精益髓。

【应用】①血虚面色萎黄、眩晕、心悸、失眠、月经不调、崩漏等症;②肾阴不足,潮热、盗汗、遗精、消渴等症;③腰酸脚软、头晕眼花、耳鸣耳聋、须发早白等一切精血亏虚之症。

【用法用量】9~15g。宜与健脾胃药如陈皮、砂仁等同用。熟地炭用于止血。本品性质黏腻,较生地黄更甚,有碍消化,凡气滞痰多、脘腹胀痛、食少便溏者忌服。

【记忆口诀】树巢抵消荒墟。

【口诀释义】树(熟)巢(潮热)抵(地)消(消渴)荒(黄)墟(精血亏虚之腰酸脚软、头晕眼花、耳鸣耳聋、须发早白)。

【释义联想】战争之后大地变成一片荒墟,在树上筑巢来抵消荒墟的影响。

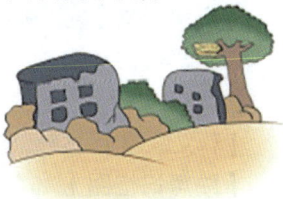

【联想记忆图】

何首乌

【功效】补益精血,解毒截疟,润肠通便。

【应用】①血虚证;②肝肾阴虚证,精血亏虚,头晕眼花、须发早白、腰酸脚软、遗精、崩漏等症;③久疟;④痈疽瘰疬;⑤肠燥便秘。

【用法用量】制何首乌煎服6~12g。生何首乌煎服3~6g。补益精血当用制首乌;截疟、解毒、润肠宜用生首乌;鲜首乌解毒、润肠的功效较生首乌更佳。大便溏泻及湿痰较重者不宜服。

【记忆口诀】因喝蜜受虐无肾精而落伍。

【口诀释义】因喝(何)蜜(便秘)受(首)虐(久疟)无(乌)肾精(肝肾阴虚、精血亏虚)而落(瘰疬)伍(乌)。

【释义联想】因喝蜜受到虐待肾精受损而落伍。

【联想记忆图】

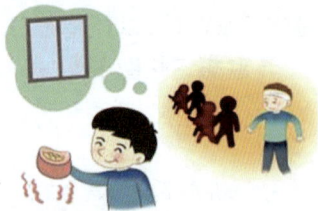

阿胶【别名:驴皮胶】

【功效】补血止血,滋阴润肺。

【应用】①血虚眩晕、心悸等症;②吐血、衄血、便血、崩漏;③阴虚心烦、失眠等症;④虚劳喘咳或阴虚燥咳。

【用法用量】3~9g。用开水或黄酒化服;入汤剂应烊化冲服。止血宜蒲黄炒,润肺宜蛤粉炒。本品性质黏腻,有碍消化。如脾胃薄弱,不思饮食,或纳食不消,以及呕吐泄泻者均忌服。

【记忆口诀】恶咳恶血真叫烦。

【口诀释义】恶(阿)咳(虚劳喘咳或阴虚燥咳)恶(阿)血(出血之吐衄便崩)真叫(胶)烦(阴虚心烦失眠)。

【释义联想】恶咳恶血真叫人心烦。

【联想记忆图】

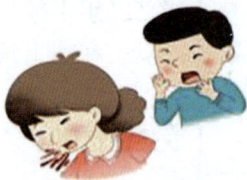

第四节　补阴药

补阴药各有专长,应选择应用,没有共性。

肺阴虚多见干咳少痰、咯血、虚热、口干舌燥等症;胃阴虚多见咽干口渴、不知饥饿、胃中嘈杂、呕哕、大便燥结、舌绛、苔剥;肝阴虚多见两目干涩昏花、眩晕;肾阴虚多见腰膝酸痛、手足心热、心烦失眠、遗精、潮热盗汗等。

(教材药物歌诀可以参考:补阴二冬,石斛沙参;百合枸精,旱莲桑椹;玉竹龟鳖,芝麻女贞;滋养阴液,润燥生津。

二级歌诀:阴百玉滋。)

天冬【别名:天门冬、明天冬】

【功效】清肺降火,滋阴润燥。

【应用】①燥咳痰黏、劳嗽咯血;②肾阴不足,或热病伤阴,导致的舌干口渴或津亏消渴;③肠燥便秘。

【用法用量】6~12g。脾胃虚寒,食少便溏者忌服。

【记忆口诀】焖蜜冬可治冻咳。

【口诀释义】焖(门)蜜(便秘)冬(冬)可(津伤口渴消渴)治冻(冬)咳(燥咳)。

【释义联想】焖蜜冬天可用来治疗受冻咳嗽。

【联想记忆图】

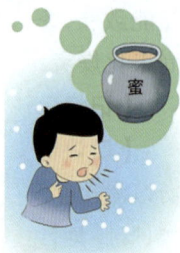

麦冬【别名:麦门冬、寸冬】

【功效】润肺养阴,益胃生津,清心除烦。

【应用】①燥咳痰黏,劳嗽咯血;②胃阴不足,舌干口渴;③心烦失眠;④肠燥便秘。

【用法用量】6~12g。清养肺胃之阴多去心用;滋阴清心大多连心用。感冒风寒或有痰饮湿浊的咳嗽,以及脾胃虚寒泄泻者均忌服。

【记忆口诀】买矾焖蜜冬可治冻咳。

【口诀释义】买(麦)矾(心烦失眠)焖(门)蜜(便秘)冬(冬)可(津伤口渴)治冻(冬)咳(燥咳)。

【释义联想】买矾来焖蜜,冬天可治冻咳。

【联想记忆图】

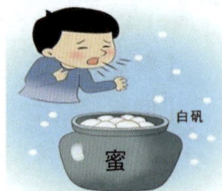

石斛

【功效】养胃生津,滋阴除热。

【应用】①热病伤津或胃阴不足,舌干口渴;②阴虚津亏,虚热不退;③视力减退;④肾阴亏损,腰膝软弱。

【用法用量】煎服 6~12g;鲜用 15~30g。入汤剂宜先煎。本品能敛邪,使邪不外达,所以温热病不宜早用;又能助湿,如湿温尚未化燥者忌服。

【记忆口诀】室热士渴,嗜沐需护腰。

【口诀释义】室(石)热(虚热不退之阴虚津亏)士(石)渴(津伤口渴),嗜(石)沐(目暗不明)需护(斛)腰(腰膝酸软之肾阴亏虚)。

【释义联想】室温很热,导致士人口渴,嗜好沐浴但需要保护腰。

【联想记忆图】

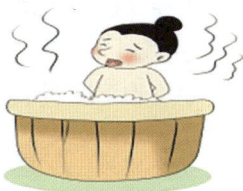

北沙参

【功效】养阴清肺,益胃生津。

【应用】①肺阴虚证,燥咳或劳嗽咯血,阴虚劳热;②胃阴虚证,舌干口渴、食欲不振。

【用法用量】5~12g。虚寒证忌服。反藜芦。

【记忆口诀】傻咳甚渴。

【口诀释义】傻(沙)咳(肺阴虚咳嗽)甚(参)渴(津伤口渴)。

【释义联想】傻咳甚渴。

【联想记忆图】

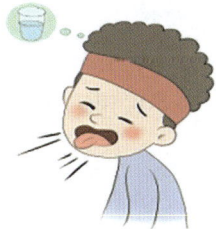

南沙参

【**功效**】养阴清肺,益胃生津,化痰,益气。

【**应用**】①肺阴虚证,燥咳或劳嗽咯血,阴虚劳热,又略有补气化痰之功;②胃阴虚证,舌干口渴、食欲不振。

【**用法用量**】9~15g。虚寒证忌服。反藜芦。

【**记忆口诀**】难补而傻咳甚渴。

【**口诀释义**】难(南)补(补气化痰)所以傻(沙)咳(肺阴虚咳嗽)甚(参)渴(津伤口渴)。

【**释义联想**】难以补气故而傻咳甚渴。

【**联想记忆图**】

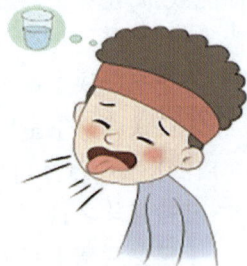

百合

【**功效**】润肺止咳,清心安神。

【**应用**】①肺热咳嗽、劳嗽咯血;②虚烦惊悸,失眠多梦。

【**用法用量**】6~12g。本品为寒润之物,所以风寒咳嗽或中寒便溏者忌服。

【**记忆口诀**】白矾白壳。

【**口诀释义**】白(白)矾(虚烦惊悸,失眠多梦)白(白)壳(肺热咳嗽)。

【**释义联想**】白矾有白壳。

【**联想记忆图**】

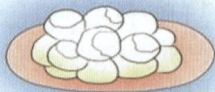

枸杞子

【功效】滋补肝肾，明目，润肺。

【应用】①肝肾阴虚，视力减退、眼目昏花、腰膝酸软、遗精、消渴等症；②精血亏虚，头晕目眩、须发早白。

【用法用量】6~12g。因能滋阴润燥，故脾虚便溏者不宜服。

【记忆口诀】狗虚，狗眼瞎。

【口诀释义】狗（枸）虚（精血亏虚，头晕目眩、须发早白）狗（枸）眼瞎（肝肾阴虚，视力减退、眼目昏花）。

【释义联想】狗的身体虚弱，狗眼也瞎。

【联想记忆图】

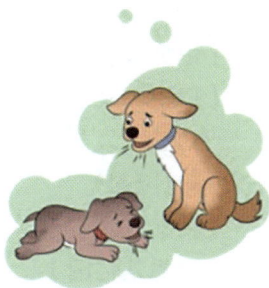

黄精

【功效】润肺滋阴，补脾益气。

【应用】①肺虚燥咳；②肾虚精亏所致腰酸、头晕、足软等症；③脾胃虚弱；④消渴证。

【用法用量】9~15g。本品味甘，性平，作用缓慢，故可作为久服滋补之品。又因性质滋腻，易助湿邪，凡脾虚有湿、咳嗽痰多以及中寒便溏者均不宜服。

【记忆口诀】慌竟消肺脾肾。

【口诀释义】慌（黄）竟（精）消（消渴）肺（肺阴虚燥咳）脾（脾虚倦怠纳呆等）肾（肾虚腰酸头晕足软）。

【释义联想】慌恐竟然消耗肺脾肾的精气。

【联想记忆图】

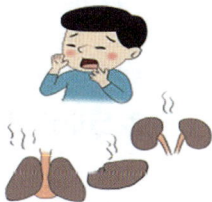

墨旱莲【别名:旱莲草、鳢肠 】

【功效】滋阴益肾,凉血止血。

【应用】①肝肾阴虚之头晕目眩、须发早白;②阴虚血热之吐衄、尿血、便血、崩漏。

【用法用量】6~12g,鲜者加倍。外用适量。脾胃虚寒,大便泄泻者不宜服。

【记忆口诀】莫须血汗。

【口诀释义】莫(墨)须(虚损之头晕目眩、须发早白)血(出血之吐衄便崩)汗(旱)。

【释义联想】不需要血汗。

【联想记忆图】

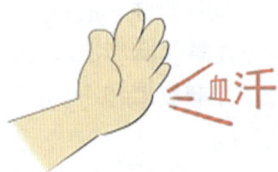

桑椹

【功效】滋阴补血,生津,润肠。

【应用】①阴亏血虚之眩晕、目暗、耳鸣、失眠、须发早白;②津伤口渴或消渴;③阴亏血虚的肠燥便秘。

【用法用量】煎服9~15g。也可桑椹膏温开水冲服。脾胃虚寒作泻者忌服。

【记忆口诀】嗓渴喝桑蜜致肾虚。

【口诀释义】嗓(桑)渴(津伤口渴)喝桑(桑)蜜(便秘)致肾(椹)虚(虚损之眩晕目暗、耳鸣失眠、须发早白)。

【释义联想】嗓子渴喝桑蜜,导致肾虚。

【联想记忆图】

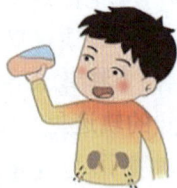

玉竹【别名:葳蕤、萎蕤】

【功效】滋阴润肺,生津养胃。

【应用】肺胃阴伤,燥热咳嗽、舌干口渴之症。

【用法用量】6~12g。清热养阴生用,滋补养阴制用。本品虽性质和平,但毕竟为滋阴润燥之品,故脾虚而有湿痰者不宜服。

【记忆口诀】欲咳之猪渴。

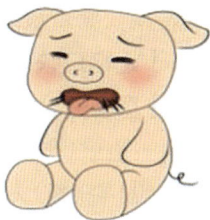

【口诀释义】欲(玉)咳(肺燥咳嗽)之猪(竹)渴(津伤口渴)。

【释义联想】欲咳之猪渴。

【联想记忆图】

龟板

【功效】滋阴潜阳,益肾健骨,养血补心。

【应用】①阴虚阳亢或热病伤阴,虚风内动抽搐;②阴虚发热之证;③肾虚引起的腰脚痿弱、筋骨不健、小儿囟门不合;④心虚惊悸、失眠、健忘;⑤阴虚有血热的崩漏,或月经过多。

【用法用量】9~24g。先煎。脾胃虚寒者忌服。又古籍记载,本品能软坚去瘀治难产,故孕妇惧用。

【记忆口诀】沿鬼妖之轨迹见热鬼跪抽伴崩。

【口诀释义】沿鬼(龟)妖(腰膝酸软之肾虚)之轨(龟)迹(心虚惊悸,失眠健忘)见热(阴虚发热)鬼(龟)跪(龟)抽(阴虚风动之抽搐)伴(板)崩(崩漏)。

【释义联想】钟馗捉鬼时沿着鬼妖的轨迹见到热鬼,让热鬼跪抽了还崩溃了。

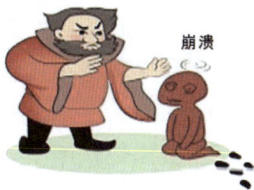

崩溃

【联想记忆图】

鳖甲

【**功效**】滋阴潜阳,软坚散结。

【**应用**】①热病伤阴,虚风内动;②阴虚发热;③久疟、疟母、经闭、癥瘕。

【**用法用量**】9~24g,先煎。滋阴潜阳宜生用,软坚散结宜醋炙用。脾胃虚寒,食少便溏及孕妇均忌服。

【**记忆口诀**】沿鳖径见热鳖,虐鳖为癥瘕。

【**口诀释义**】沿鳖(鳖)径(痉厥蠕动之热病后期伤阴,虚风内动)见热(阴虚发热)鳖(鳖),虐(久疟疟母)鳖(鳖)为癥(癥瘕)瘕(甲)。

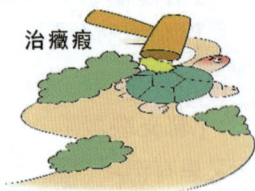
治癥瘕

【**释义联想**】沿着鳖走路的小径看见发热的鳖,虐待鳖是为了治疗癥瘕。

【**联想记忆图**】

黑芝麻【别名:巨胜子】

【**功效**】补益精血,润燥滑肠。

【**应用**】①精血不足引起的须发早白、头晕眼花;②血虚津亏引起的肠燥便秘。

【**用法用量**】9~15g。宜炒熟用。大便溏泻者不宜服。

【**记忆口诀**】黑需治秘。

【**口诀释义**】黑(黑)需(虚损之须发早白、头晕眼花)治(芝)秘(便秘)。

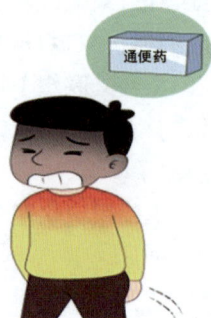
通便药

【**释义联想**】皮肤暗黑,需要治好便秘来排毒。

【**联想记忆图**】

女贞子

【**功效**】补益肝肾,清热明目。

【**应用**】①肝肾阴虚之头昏目眩、腰膝酸软、须发早白;②阴虚潮热;③肝肾阴虚导致的消渴;④肝肾阴虚导致的目红羞明,眼珠作痛。

【**用法用量**】6~12g。本品虽补而不腻,但性质偏凉,如脾胃虚寒泄泻及阳虚者忌服。

【**记忆口诀**】女沐浴真热真消渴自虚。

【**口诀释义**】女(女)沐(目暗不明)浴真(贞)热(阴虚潮热)真(贞)消渴(消渴)自(子)虚(虚损之头晕目眩、腰膝酸软、须发早白,为一味清补之品)。

【**释义联想**】女子沐浴的水真热,人又患有消渴,导致身体亏虚。

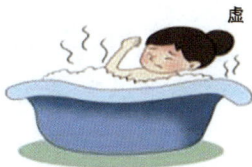

【**联想记忆图**】

第十九章

收 涩 药

具有敛汗、止泻、固精、缩尿、止带、止血、止咳等作用。适用于自汗盗汗、久泻久痢、遗精滑精、遗尿尿频、崩漏不止、久咳虚喘等滑脱不禁的证候。但没有共性，所以所有的个性均一一列出。

（教材药物歌诀可以参考：收涩乌贼，麻根诃味；石榴椿麦，桑螵糯倍；石脂余粮，山萸芡梅；覆樱莲子，肉蔻罂猬。

二级歌诀：收石师傅。）

第一节　固表止汗药

麻黄根

【功效】固表止汗。

【应用】自汗、盗汗。

【用法用量】3~9g。外用适量,研末作扑粉。本品功专止汗,有表邪者忌用。

【记忆口诀】马汗。

【口诀释义】马(麻)汗(自汗盗汗)。

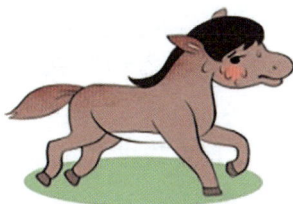

【释义联想】马出汗。

【联想记忆图】

浮小麦

【功效】益气,除热、止汗。

【应用】①自汗、盗汗;②骨蒸劳热。

【用法用量】15~30g,煎汤服,或炒焦研末服。

【记忆口诀】伏热有小汗。

【口诀释义】伏(浮)热(骨蒸劳热)有小(小)汗(自汗盗汗)。

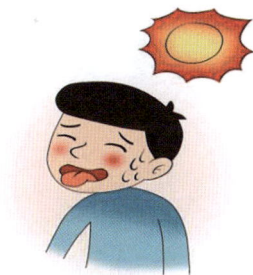

【释义联想】伏热天气,使人出了点小汗。

【联想记忆图】

糯稻根

【**功效**】益胃生津,止汗退热。

【**应用**】①自汗、盗汗;②虚热不退,骨蒸潮热。

【**用法用量**】15~30g。

【**记忆口诀**】挪热处盗汗。

【**口诀释义**】挪(糯)热(虚热不退)处盗(稻)汗(自汗盗汗)。

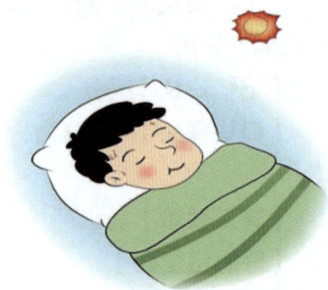

【**释义联想**】挪到了热处,出现盗汗。

【**联想记忆图**】

第二节 敛肺涩肠药

五味子

【功效】敛肺滋肾,生津敛汗,涩精止泻,宁心安神。

【应用】①久咳虚喘;②自汗盗汗;③遗精、滑精;④久泻不止;⑤津伤口渴,消渴;⑥心悸、失眠、多梦。本品研末内服,对慢性肝炎转氨酶升高有降低作用。

【用法用量】2~6g,研末服每次1~3g。本品酸涩收敛,凡表邪未解,内有实热,咳嗽初起,麻疹初发均不宜用。

【记忆口诀】捂汗捂泻捂渴了,微喘畏忌味精。

【口诀释义】捂(五)汗(自汗盗汗)捂(五)泻(久泻不止)捂(五)渴(口渴、消渴)了,微(味)喘(久咳虚喘)畏(味)忌(心悸、失眠、多梦)味(味)精(遗精、滑精)。

【释义联想】生了病捂汗,捂得腹泻、口渴,还微微喘憋,饮食调养要畏忌用味精。

【联想记忆图】

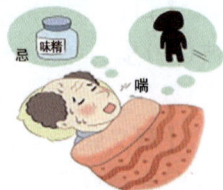

乌梅

【功效】敛肺,涩肠,生津,安蛔。

【应用】①肺虚久咳;②久泻久痢;③虚热消渴;④蛔厥腹痛呕吐;⑤崩漏下血;⑥外敷治疮毒、胬肉外突。

【用法用量】6~12g,大剂量可用至30g。外用适量,捣烂或炒炭研末外敷。止泻止血宜炒炭用。本品酸涩收敛,故外有表邪或内有实热积滞者均不宜服。

【记忆口诀】误回误削污吏,妹咳妹崩外窗。

【口诀释义】误(乌)回(蛔厥)误(乌)削(消渴)污(乌)吏(久泻久痢),妹(梅)咳(肺虚久咳)妹(梅)崩(崩漏)外(外用)窗(疮痈肿毒)。

【释义联想】一个人错误地回来,并误削污吏,妹妹很担心,咳嗽厉害,简直要崩溃在外窗前。

【联想记忆图】

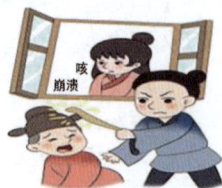

五倍子

【功效】敛肺降火,涩肠固精,敛汗止血。

【应用】①肺虚久咳;②久泻久痢;③遗精滑精;④自汗盗汗;⑤崩漏下血;⑥疮疖肿毒、湿疮流水、溃疡不敛、肛脱不收、子宫脱垂等。

【用法用量】煎服 3~6g。入丸散剂用 1~1.5g。外用适量,煎汤熏洗或研末撒敷。本品酸涩收敛,凡外感咳嗽或湿热泻痢均忌服。

【记忆口诀】武汉贝壳被崩,北京被立外窗。

【口诀释义】武(五)汉(自汗盗汗)贝(倍)壳(肺虚久咳)被(倍)崩(崩漏),北(倍)京(遗精滑精)被(倍)立(久泻久痢)外(外用)窗(疮痈肿毒)。

【释义联想】武汉发生了爆炸,贝壳被崩坏了,北京被设立了外窗来防范爆炸事件。

【联想记忆图】

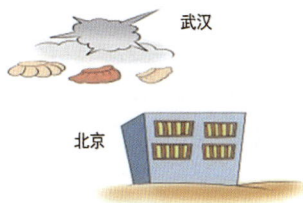

武汉

北京

诃子【别名:诃黎勒】

【功效】涩肠、敛肺、下气、利咽。

【应用】①久泻、久痢、脱肛;②肺虚喘咳或久咳失音。

【用法用量】3~10g。敛肺清火开音宜生用,涩肠止泻宜煨用。凡外有表邪、内有湿热积滞者忌服。

【记忆口诀】磕壳栗子。

【口诀释义】磕(诃)壳(肺虚咳嗽)栗(久泻久痢)子(子)。

【释义联想】磕掉了壳的栗子。

【联想记忆图】

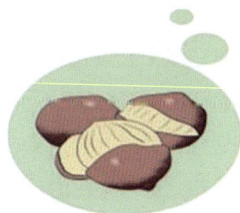

石榴皮

【功效】涩肠止泻,杀虫。

【应用】①久泻、久痢、便血、脱肛;②虫积腹痛;③崩漏;④滑精、带下等症。

【用法用量】煎服 3~9g 生用。入丸散炒用。外用适量,研末调敷或煎水熏洗。泻痢初起忌服。

【记忆口诀】石崩有食虫实力而留京。

【口诀释义】石(石)崩(崩漏)有食(石)虫(虫积腹痛)实(石)力(久泻久痢)而留(榴)京(滑精)。

【释义联想】有个人遇到地震,石头都崩裂了,他因为有吃虫子的实力所以活了下来,后来留到京城。

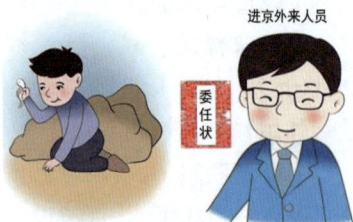

【联想记忆图】

肉豆蔻【别名:肉果、玉果】

【功效】温中行气,涩肠止泻。

【应用】①久泻不止;②虚寒气滞,脘腹胀痛、食少呕吐。

【用法用量】3~10g。煨熟用可增强温中止泻作用。本品温中固涩,故湿热泻痢者忌用。

【记忆口诀】肉屑都痛呕了。

【口诀释义】肉(肉)屑(久泻)都(豆)痛呕(虚寒腹痛呕吐)。

【释义联想】吃点肉屑都痛得呕吐了。

【联想记忆图】

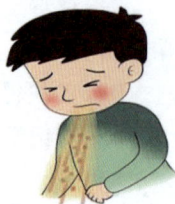

赤石脂

【功效】涩肠止泻,止血。外用收涩生肌,敛疮。

【应用】①下焦不固,泻痢不止,便血脱肛;②崩漏带下;③疮疡不敛。此外尚能止带、止血,治疗赤白带下。

【用法用量】9~12g,煎汤服,先煎。外用研细末撒患处或调敷。有湿热积滞者忌服。孕妇慎用。

【记忆口诀】赤痢逢石崩致疮。

【口诀释义】赤(赤)痢(泻痢)逢石(石)崩(崩漏)致(脂)疮(疮疡不收)。

【释义联想】一个人得了赤痢,遇到石崩导致疮疡。

【联想记忆图】

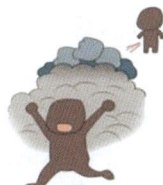

禹余粮【别名:禹粮石、余粮石】

【功效】涩肠止泻,收敛止血。

【应用】①久泻久痢;②崩漏带下。

【用法用量】9~15g。实证忌用;孕妇慎用。

【记忆口诀】余沥欲崩。

【口诀释义】余(禹)沥(久泻久痢)欲(余)崩(崩漏)。

【释义联想】月经余沥,欲发生崩漏。

【联想记忆图】

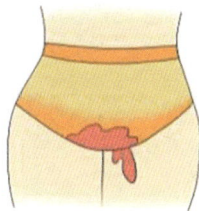

罂粟壳【别名:米壳、御米壳】

【功效】敛肺,涩肠,止痛。

【应用】①肺虚久咳;②久泻久痢脱肛;③心腹筋骨诸痛。

【用法用量】煎服 3~6g。或入丸散。容易成瘾,不宜常服。孕妇、儿童禁用。运动员慎用。

【记忆口诀】盈利反被酥壳(ké)敲痛。

【口诀释义】盈(罂)利(久泻久痢)反而被酥(粟)壳(肺虚久咳)敲(壳)痛(各种疼痛)。

【释义联想】盈利却被人用酥壳敲痛。

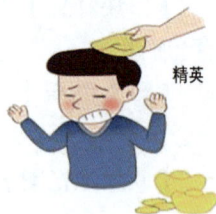

精英

【联想记忆图】

第三节　固精缩尿止带药

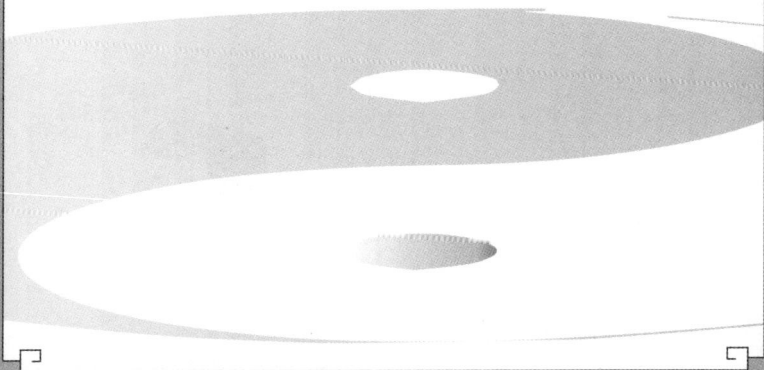

山茱萸【别名：枣皮】

【功效】补益肝肾，收敛固涩。

【应用】①肝肾亏虚，头晕目眩、腰膝酸软、阳痿等症；②遗精滑精；③遗尿、小便不禁；④妇女崩漏及月经过多；⑤虚汗不止。

【用法用量】6~12g，煎汤服或入丸散；大剂量可用30g。命门火炽，素有湿热及小便不利者不宜用。

【记忆口诀】山汉买猪血猪尿脬（suī）玉晶玉墟。

【口诀释义】山（山）汉（虚汗自汗）买猪（茱）血（崩漏出血）猪（茱）尿脬（尿频尿失禁）玉（萸）晶（遗精滑精）玉（萸）墟（肝肾亏虚之头晕目眩、腰膝酸软、阳痿）。

【释义联想】山里的汉子买猪血和猪尿脬，还有玉石晶体、玉石废墟。

【联想记忆图】

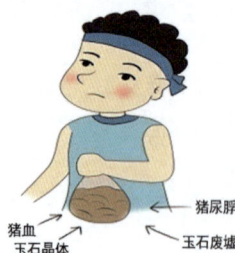

猪血
玉石晶体
猪尿脬
玉石废墟

桑螵蛸

【功效】补肾助阳，固精缩尿。

【应用】①肾虚阳衰引起的遗精、滑精；②遗尿、尿频、白带过多等症；③阳痿。

【用法用量】5~10g。阴虚多火，膀胱有热而小便频数者忌服。

【记忆口诀】丧晶虽漂得小羊。

【口诀释义】丧（桑）晶（遗精滑精）虽（遗尿尿频）漂（螵）得小（蛸）羊（阳痿）。

【释义联想】丧失了水晶，虽然水晶漂走了，但是得到了一个小羊。

【联想记忆图】

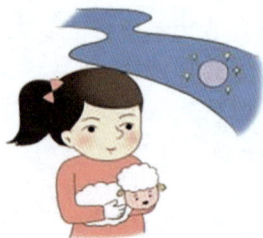

金樱子

【功效】固精,缩尿,涩肠止泻。

【应用】①遗精滑精、遗尿尿频、白带过多;②久泻久痢;③脱肛、子宫下垂、崩漏等症。

【用法用量】6~12g,煎汤、熬膏或为丸服。有实火、实邪者不宜用。

【记忆口诀】筋虽紧绷,应带精英栗子锤子。

【口诀释义】筋(金)虽(尿频遗尿)紧(金)绷(崩漏),应(樱)带(白带)精(遗精滑精)英(樱)栗(久泻久痢)子(子)锤(子宫脱垂、脱肛)子(子)。

【释义联想】打仗的时候,筋虽然紧绷,但应该带着精英、栗子、锤子来处理。

【联想记忆图】

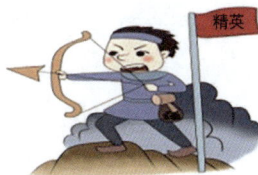

乌贼骨【别名:海螵蛸】

【功效】收敛止血,固精止带,制酸止痛,收湿敛疮。

【应用】①崩漏下血、肺胃出血、创伤出血;②遗精、带下;③胃痛吐酸;④湿疮湿疹及溃疡多脓。

【用法用量】5~10g。如研末吞服,每次 1.5~3g。外用适量,研末撒或调敷。本品性微温能伤阴助热,故阴虚多热者不宜服。

【记忆口诀】无血无精还贼酸,带骨治外疮。

【口诀释义】无(乌)血(出血之崩漏,肺胃出血)无(乌)精(遗精)还贼(贼)酸(胃痛吐酸),带(赤白带下)骨(骨)治外(外用)疮(湿疮、湿疹、疮疡)。

【释义联想】乌贼骨无血无精还贼酸,随身带着乌贼骨还可以治外疮。

【联想记忆图】

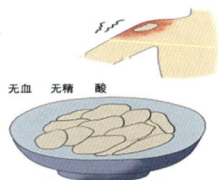

莲子

【**功效**】补脾止泻，益肾固精，养心安神。

【**应用**】①脾虚久泻、食欲不振；②肾虚遗精、滑精；③虚烦、惊悸失眠；④妇女崩漏、白带过多等症。

【**用法用量**】6~15g。大便燥结者不宜服。

【**记忆口诀**】连卸紫荆自烦，连绷带子。

【**口诀释义**】连（莲）卸（久泻）紫（子）荆（遗精滑精）自（子）烦（虚烦、惊悸、失眠），连（莲）绷（崩漏）带（白带）子（子）。

【**释义联想**】连着卸下紫荆而自己感到烦恼，连忙绷紧带子。

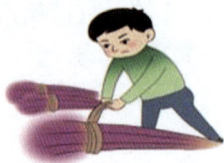

【**联想记忆图**】

莲须

【**功效**】固肾涩精。

【**应用**】梦遗、滑精、遗尿、尿频等症。

【**用法用量**】3~5g。

【**记忆口诀**】蓄精蓄荽。

【**口诀释义**】蓄（须）精（遗精滑精）蓄（须）荽（遗尿尿频）。

【**释义联想**】储蓄精力、储蓄胡荽（香菜）。

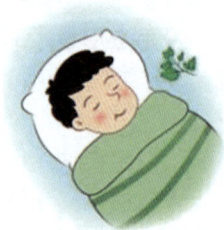

【**联想记忆图**】

莲子心

【**功效**】清心,去热,止血,涩精。

【**应用**】①温热病烦热神昏;②吐血、遗精。

【**用法用量**】2~5g。

【**记忆口诀**】读心经,熬心血,真心烦。

【**口诀释义**】读心(心)经(遗精滑精),
熬心(心)血(吐血),真心(心)烦(烦热神昏)。

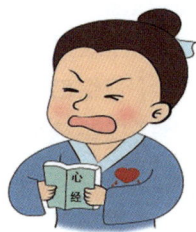

【**释义联想**】读心经,熬心血,真心烦。

【**联想记忆图**】

莲房

【**功效**】消瘀止血。

【**应用**】崩漏下血、尿血、痔疮出血、产后恶露不尽等症。

【**用法用量**】5~10g。

【**记忆口诀**】放血。

【**口诀释义**】放(莲)血(崩漏下
血、尿血)。

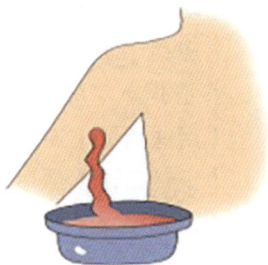

【**释义联想**】放血。

【**联想记忆图**】

荷叶

【功效】清暑利湿，升阳止血。

【应用】①暑热烦渴病症；②脾虚泄泻；③吐血、衄血、便血、崩漏等多种出血证。

【用法用量】3~10g。

【记忆口诀】热河的河蟹喝血。

【口诀释义】热（暑热病症）河（荷）的河（荷）蟹（脾虚泄泻）喝（荷）血（多种出血）。

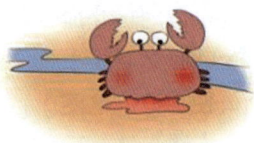

【释义联想】热河的河蟹喝血。

【联想记忆图】

芡实【别名:鸡头实】

【功效】补脾去湿，益肾固精。

【应用】①脾虚泄泻，日久不止；②肾虚遗精；③带下；④遗尿、小便不禁。

【用法用量】9~15g。

【记忆口诀】倩虽失粳，拾袋石屑。

【口诀释义】倩（芡）虽（尿频）失（实）粳（遗精滑精），拾（实）袋（白带下）石（实）屑（脾虚泄泻）。

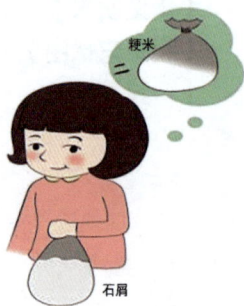

【释义联想】小倩虽丢失了粳米，却拾了一袋石屑。

【联想记忆图】

椿皮

【功效】清热燥湿,涩肠,止血,止带,杀虫。

【应用】①久泻、久痢、便血;②崩漏、带下、便血等出血证;③蛔虫病;④外洗疮癣。

【用法用量】6~9g。外用适量,煎水洗或熬膏涂。

【记忆口诀】春回有春痢,皮绷有外癣。

【口诀释义】春(椿)回(蛔虫)有春(椿)痢(久泻、久痢),皮(皮)绷(崩漏、带下、便血)有外(疮癣)癣。

【释义联想】春天回暖却有春痢流行,患了外癣导致皮肤紧绷。

【联想记忆图】

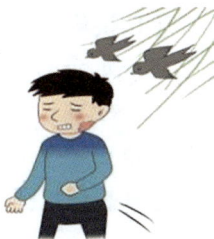

覆盆子

【功效】益肾,固精,缩尿。

【应用】①肾虚不固,遗精、滑精、遗尿、尿频等症;②肾虚阳痿;③肝肾不足之目暗不明。

【用法用量】6~12g。肾虚有火、小便短涩者不宜服。

【记忆口诀】浮木浮洋上,盆虽紫晶好。

【口诀释义】浮(覆)木(目暗不明)浮(覆)洋(阳痿)上,盆(盆)虽(尿频遗尿)紫(子)晶(遗精滑精)好。

【释义联想】遇到海难,抱着一个浮木漂浮在海洋上,盆虽然是紫晶做的,比较沉重,但是很好用。

【联想记忆图】

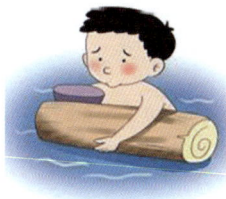

刺猬皮

【**功效**】收敛止血,固精缩尿。

【**应用**】①便血、痔疮出血;②遗精、遗尿;③气滞血瘀而引起的胃脘疼痛。

【**用法用量**】煎服 3~9g。研末服每次 1.5~3g。

【**记忆口诀**】赐尿、味精,为治胃痛。

【**口诀释义**】赐(刺)尿(遗尿)、味(猬)精(遗精),为(猬)治(痔疮出血)胃(猬)痛(胃脘疼痛)。

【**释义联想**】赐尿、味精,为治胃痛。

【**联想记忆图**】

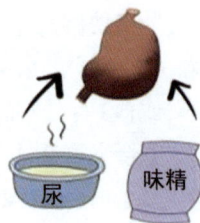

第二十章

涌 吐 药

都可涌吐,治疗痰壅、宿食、误食毒物等。

(教材药物歌诀可以参考:涌吐瓜蒂,胆矾常藜;峻烈有毒,易伤胃气。)

瓜蒂【别名:瓜丁、苦丁香】

【功效】内服涌吐热痰、宿食;外用研末吹鼻,可引去湿热。

【应用】①热痰、宿食;②湿热黄疸,湿家头痛。

【用法用量】2.5~5g;入丸散0.3~1.0g。外用小量,研末吹鼻,待鼻中流出黄水即停药。体虚、失血及上部无实邪者忌服。服药后含砂糖一块,下咽,能增强药力。如中毒剧烈呕吐不止,用麝香0.1~0.15g,开水冲服即可解。

【记忆口诀】瓜黄外头。

【口诀释义】瓜(瓜)黄(黄疸)外(外用)头(头痛)。

【释义联想】瓜的外头的皮变黄了。

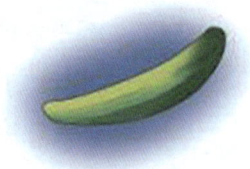

【联想记忆图】

胆矾【别名:鸭嘴绿胆矾】

【功效】内服涌吐风痰、毒物;外用解毒收湿,蚀疮去腐。

【应用】①风痰壅塞、喉痹、癫痫、误食毒物;②风眼赤烂、口疮、牙疳;③肿毒不破或胬肉疼痛。

【用法用量】内服0.3~0.6g,温汤化服。外用适量,研末撒或调敷,或以水溶化外洗。体虚者忌服。

【记忆口诀】单谈外疮外肿。

【口诀释义】单(胆)谈(涌吐风痰、治疗癫痫等)外(外用)疮(疮疡)外(外用)肿(肿毒不破或胬肉疼痛)。

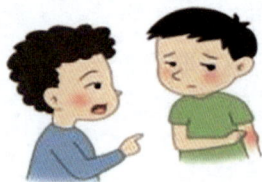

【释义联想】单独谈论外疮外肿。

【联想记忆图】

常山【别名：鸡骨常山】

【功效】涌吐痰饮，截疟。

【应用】①胸中痰饮；②疟疾。

【用法用量】5~9g。涌吐可生用，截疟宜酒炒用。体虚者慎用。

【记忆口诀】常疟。

【口诀释义】常（常）疟（疟疾）。

【释义联想】常常患疟疾。

【联想记忆图】

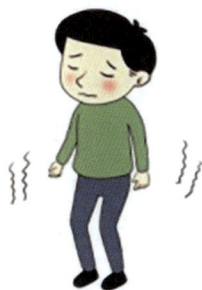

藜芦

【功效】涌吐风痰，杀虫。

【应用】①中风、癫痫、喉痹症见痰涎涌盛；②疥癣秃疮；③研末外掺灭虱。

【用法用量】0.3~0.9g，为丸、散服。外用研末，油调涂。本品毒性强烈，内服宜慎。体弱、素有失血及孕妇均忌服。反细辛、芍药及五参。服之吐不止，饮葱汤可解。

【记忆口诀】立谈外选外师。

【口诀释义】立（藜）谈（涌吐风痰）外（外用）选（疥癣秃疮）外（外用）师（灭虱）。

【释义联想】站立着谈论从外面选老师。

【联想记忆图】

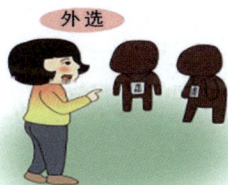

外选

第二十一章

攻毒杀虫止痒药

（教材将本章与下一章药物一起归于外用药中。

药物歌诀可以参考：外用砒石，升药硫黄；炉铅硼砂，蒜茛松香；蟾明皂矾，血竭雄黄；马钱风子，木槿蜂房；丝瓜轻粉，斑蝥蛇床；守宫儿茶，木芙蓉樟。

二级歌诀：外炉蟾马丝守。

无治疗"外疮"疗效的药物有"硫毛蟾蛇，马钱风子，木槿蜂房"。

另外，本章及下一章药物除个别药物因内容少而调整排序外其他都是按照人民卫生出版社新第四版《中药学》排序。）

硫黄

【**功效**】外用杀虫止痒;内服壮阳通便。

【**应用**】①疥癣、湿疹、皮肤瘙痒;②阳痿(肾火衰微,下元虚冷诸证);③虚喘冷哮;虚寒便秘。

【**用法用量**】外用适量,研末撒,或油调涂,或烧烟熏。内服1.5~3g,入丸散。阴虚火旺及孕妇忌服。

【**记忆口诀**】留洋后留校,流蜜需外选。

【**口诀释义**】留(硫)洋(阳痿)后留(硫)校(哮喘),流(硫)蜜(便秘)需外(外用)选(外用疥癣)。

【**释义联想**】树因为奇特,先要留洋展示,后被留校展览,但是后来流出了蜂蜜,导致树木松软,需要从外地选购新的。

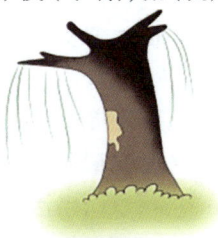

【**联想记忆图**】

雄黄【别名:明雄黄、雄精、腰黄】

【**功效**】解毒杀虫,燥湿祛痰,截疟。

【**应用**】①痈肿疔疮、疥癣、虫毒蛇伤;②虫积腹痛;③疟疾、癫痫等症。

【**用法用量**】外用适量,研末敷,调敷或烧烟熏。内服0.05~0.1g,入丸散。孕妇忌服。切忌火煅。局部外用亦不能大面积涂搽及长期持续使用。

【**记忆口诀**】雄虫凶虐致黄涎,于外窗外选外蛇。

【**口诀释义**】雄(雄)虫(虫积腹痛)凶(雄)虐(疟疾)致黄(黄)涎(惊痫),于外(外用)窗(疮痈肿毒,痈疽疔疮)外(外用)选(疥癣)外(外用)蛇(虫蛇咬伤)。

【**释义联想**】雄虫凶狠地肆虐咬了人,导致吐黄涎,在外面的窗户对外选取外地的蛇,以制服虫子。

【**联想记忆图**】

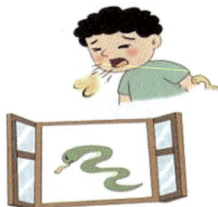

白矾

（明矾石用水溶解、过滤、加热、浓缩、冷却、结晶而成。）

【功效】外用解毒杀虫，燥湿止痒，内服止血止泻，清热消痰。

【应用】①疮疡疥癣、湿疹瘙痒；②吐衄下血、泻痢不止；③癫痫发狂；④湿热黄疸。

【用法用量】外用适量，研末撒或调敷或化水洗。内服 0.6~1.5g，入丸散。体虚胃弱及无湿热痰火者忌服。

【记忆口诀】白雪颠翻泛黄，治外疮外痒。

【口诀释义】白（白矾）雪（出血吐衄）颠（癫狂痫）翻（矾）泛（矾）黄（黄疸），治外（外用）疮（疮痈肿毒）外（外用）痒（疥癣湿疹瘙痒）。

【释义联想】明亮的雪被颠翻，则泛出黄色，可以用来治疗外疮外痒。

【联想记忆图】

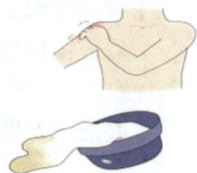

皂矾【别名：青矾、绛矾、绿矾】

【功效】解毒燥湿，杀虫补血。

【应用】①疮毒疥癣，喉痹口疮；②黄肿胀满，疳积久痢，肠风便血；③血虚萎黄。

【用法用量】外用适量，研末撒或调敷，或为溶液涂洗。内服每次 0.8~1.6g，煅用，入丸散。内服有时能引起呕吐、腹痛、泄泻、头晕等不良反应，凡有胃病及 3 个月内有呕血史者不宜服，孕妇禁用。服药期间忌饮茶。

【记忆口诀】凿雪凿肿致外疮。

【口诀释义】凿（皂）雪（血虚萎黄）凿（皂）肿（黄肿病）致外（外用）疮（疮毒疥癣）。

【释义联想】凿雪的时候不小心将自己凿肿了，导致长了外疮。

【联想记忆图】

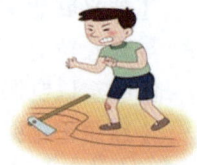

蛇床子

【功效】温肾壮阳,散寒祛风,燥湿杀虫。

【应用】①阳痿、宫冷不孕;②寒湿带下、湿痹腰痛;③阴部湿痒、湿疹、湿疮、疥癣。

【用法用量】内服 3~10g,煎汤服,或入丸散。外用 15~30g,水煎洗或研末敷,也可研末做成坐药(栓剂)。阴虚火旺或下焦有湿热者不宜内服。

【记忆口诀】蛇带洋蛇于床壁,并外养。

【口诀释义】蛇(蛇)带(带下)洋(阳痿及宫冷不孕)蛇(蛇)于床(床)壁(痹证),并外(外用)养(阴部湿痒、湿疹、湿疮、疥癣)。

【释义联想】蛇带着一条洋蛇在床壁上,并且在外面养活它。

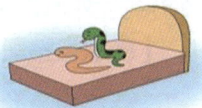

【联想记忆图】

蜂房【别名:露蜂房 】

【功效】攻毒,杀虫,祛风。

【应用】①疮疡肿毒、痈疽、瘰疬、癣疮、瘾疹瘙痒;②风湿痹痛、牙痛;③多种癌肿。

【用法用量】外用适量,研末调敷或煎水冲洗。内服煎汤 3~5g。气血虚弱者不宜服。

【记忆口诀】露窗养蜂,封闭防癌。

【口诀释义】露(露)窗(内服外用于疮痈肿毒如痈疽、瘰疬、牙痛、癣疮)养(瘾疹瘙痒)蜂(蜂),封(蜂)闭(风湿痹痛、牙痛)防(蜂)癌(癌症)。

【释义联想】在露在外面的窗户上养蜜蜂,雾霾天封闭了房间为了防癌。

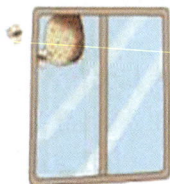

【联想记忆图】

蟾酥

【功效】解毒消肿,止痛开窍。

【应用】①痈疽疔疮、咽喉肿痛、龋齿作痛;②痧胀腹痛吐泻,甚则昏厥。

【用法用量】外用适量,研末调敷或入膏药内贴患处。内服0.015~0.03g,入丸散。孕妇忌服,外用不可入目。

【记忆口诀】蟾疮速杀扔外渠。

【口诀释义】蟾(蟾)疮(疮痈肿毒)速(酥)杀(夏季痧胀腹痛吐泻)扔外(外用)渠(龋齿)。

【释义联想】蟾长了疮,迅速地杀掉扔到了外面沟渠里。

【联想记忆图】

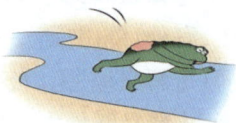

大蒜

【功效】消肿,解毒,杀虫。

【应用】①痈疖肿毒、癣疮;②肺痨、顿咳、痢疾、泄泻;③钩虫、蛲虫病;④防治流感;⑤食蟹中毒。

【用法用量】外用适量,捣敷,切片擦或隔蒜灸。内服5~10g,生食、煎汤、煮食均可,或制成糖浆服。阴虚火旺及有目疾,舌、喉、口齿诸疾均不宜服。本品外敷能引起皮肤发红、灼热、起泡,故不可敷之过久。灌肠法孕妇不宜用。

【记忆口诀】大咳大泻大感冒将酸虫酸蟹酸醪糟放外窗。

【口诀释义】大(大)咳(顿咳)大(大)泻(泄泻)大(大)感冒(感冒之预防)将酸(蒜)虫(钩虫蛲虫)酸(蒜)蟹(食蟹中毒)酸(蒜)醪(肺痨)糟放外(外用)窗(疮痈肿毒)。

【释义联想】一个人得了大咳、大泻和大感冒,把酸虫、酸蟹和酸醪糟放在外窗,准备用来治病。

【联想记忆图】

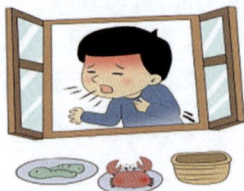

樟脑【别名:潮脑、脑子】

【**功效**】除湿杀虫,温散止痛;内服开窍辟秽。

【**应用**】①疥癣瘙痒、湿疮溃烂、跌打损伤、牙痛;②神志昏迷或痧胀腹痛。

【**用法用量**】外用适量,研末撒或调敷。内服 0.1~0.2g,入散剂,或用酒溶化服。本品有毒,内服宜慎,并适当控制剂量,以防中毒。孕妇忌服。

【**记忆口诀**】杖杀闹婚者,有外疮外伤外癣歪牙。

【**口诀释义**】杖(樟)杀(痧胀腹痛吐泻)闹(脑)婚(神志昏迷)者,有外(外用)疮(湿疮溃烂)外(外用)伤(跌打损伤)外(外用)癣(疥癣瘙痒)歪(外用)牙(牙痛)。

【**释义联想**】杖杀了闹婚的人,因为他患有外疮和外癣,还一口歪牙。

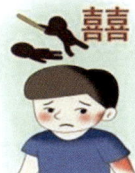

【**联想记忆图**】

第二十二章

拔毒化腐生肌药

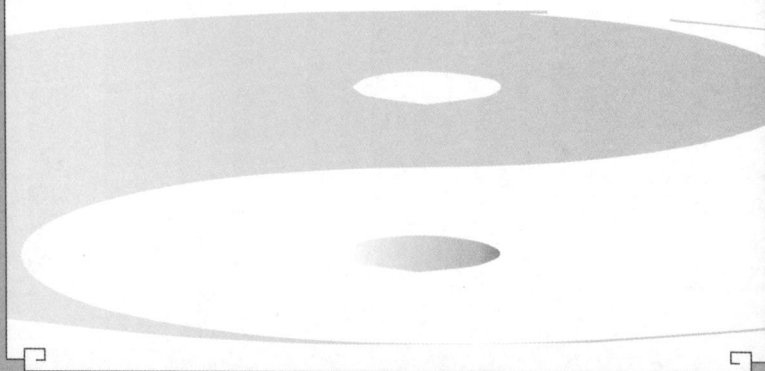

升药【别名：升丹、三仙丹】

【功效】拔毒去腐。

【应用】痈疽溃后，脓出不畅，或腐肉不去，新肉难生。

【用法用量】不作内服。外用适量，多与煅石膏配伍研末外用，不用纯品。本品拔毒去腐作用强烈，故外疡腐肉已去或脓水已净者，不宜用。

【记忆口诀】生外疮。

【口诀释义】生(升)外(外用)疮(疮痈肿毒，可拔毒去腐)。

【释义联想】长了外疮。

【联想记忆图】

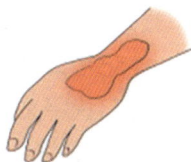

轻粉

【功效】外用攻毒杀虫，内服利水通便。

【应用】①疮疡溃烂、疥癣、疥疮、白疕、湿疹、酒渣鼻；②水肿臌胀，二便不利。

【用法用量】外用适量，研末调涂或干撒。内服 0.1~0.2g，入丸散。本品毒性强烈，内服不能过量，也不可持续服用，以防中毒；服后要及时漱口，以免口腔糜烂。孕妇忌服。

【记忆口诀】清水洗外窗。

【口诀释义】清(轻)水(水肿、臌胀)洗外(外用)窗(疮痈肿毒、疥癣)。

【释义联想】用清水洗外窗。

【联想记忆图】

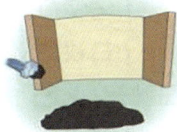

砒石

【功效】外用蚀疮去腐,内服劫痰平喘。

【应用】①溃疡腐肉不脱、癣疮、瘰疬、牙疳、痔疮;②寒痰哮喘、狂躁、疟疾。

【用法用量】外用适量,研末撒,调敷或入膏药中贴之。内服每次 0.002~0.004g,入丸散。中毒量为 0.01g,致死量为 0.1~0.2g。不能持续服用,孕妇忌服。又不能作酒剂服用。外用也不宜过多,以防局部吸收中毒。

【记忆口诀】皮笑、狂食、虐食致外疮。

【口诀释义】皮(砒)笑(寒痰哮喘)、狂(狂躁)食(石)、虐(疟疾)食(石)、致外(外用)疮(疮痈肿毒瘰疬)。

【释义联想】一个人皮笑肉不笑,疯狂进食,虐食动物,导致患了外疮。

【联想记忆图】

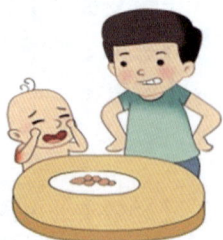

炉甘石【别名:甘石】

【功效】明目去翳,收湿生肌。

【应用】①目赤翳障、烂弦风眼;②溃疡不敛、皮肤湿疮。

【用法用量】外用适量,水飞点眼,研末撒或调敷。

【记忆口诀】撸外翳外疮。

【口诀释义】撸(炉)外(外用)翳(目赤翳障)外(外用)疮(疮痈肿毒)。

【释义联想】撸去外面的翳膜和脓疮。

【联想记忆图】

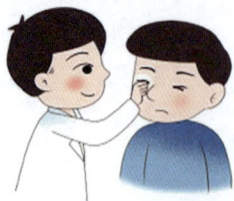

硼砂【别名：蓬砂、月石】

【功效】外用清热解毒，内服清肺化痰。

【应用】①口舌生疮、咽喉肿痛、目赤翳障；②痰热咳嗽（痰火壅滞，痰黄黏稠，咳吐不利）、癫痫痰闭。

【用法用量】外用适量，研细末撒或调敷。内服1.5~3g。多作外用，内服宜慎。

【记忆口诀】捧坛碰弦致外疮。

【口诀释义】捧（硼）坛（肺热痰多咳吐不利）碰（硼）弦（癫痫）致外（外用）疮（疮痈肿毒）。

【释义联想】捧着香坛，碰到了钢丝弦，导致长了外疮。

【联想记忆图】

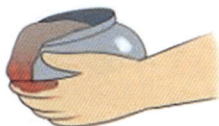

铅丹【别名：黄丹、广丹、东丹】

【功效】外用解毒止痒，收敛生肌。内服截疟。

【应用】①黄水湿疮，疮疡溃烂；②疟疾、泻痢；③可治疗惊痫癫狂，作镇惊坠痰之用。

【用法用量】外用适量。内服0.3~0.6g，入丸散。不宜过量或持续内服，以防蓄积中毒。

【记忆口诀】千虐为前嫌之外疮。

【口诀释义】千（铅）虐（疟疾）为前（铅）嫌（癫痫）之外（外用）疮（疮痈肿毒）。

【释义联想】被千百次的虐待，是因为之前被嫌弃长了外疮。

【联想记忆图】

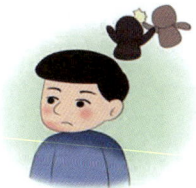